低出生体重児の母親に関する
臨床心理学的研究

井上美鈴

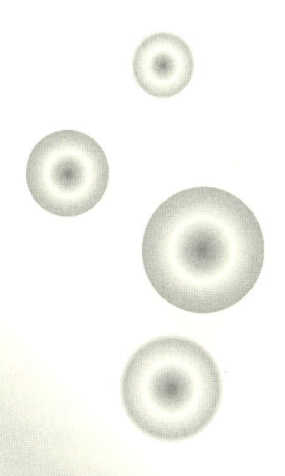

専修大学出版局

推薦のことば

　待ち望んでいた赤ちゃんを授かると，両親はやがて登場する子どもさん像を，あれこれと思い描き始める。その親の想いや願いを受けて，この世に赤ん坊は誕生する。親と子は，授かってからは片時も離れることなく，こころとからだの絆で結びあっている。

　しかし，種々の事情で，小さく生まれてくる低出生体重児は，出生直後に親から数ヶ月間も離され，新生児集中治療室（neonatal intensive care unit：以下NICUとする）での医療的介護を受けることになる。

　それは，子どもにとっても両親にとっても厳しい体験である。子どもへの積極的な医療的処置に加えて，両親に対するNICUでの関わりは，ことさら重要となる。特に，子どもとこころもからだも結び合っていた母親にとっては，心身を消耗する大きな喪失の体験となりがちである。

　周産期の母親へのこころの支援と対応は，昨今関心の課題となっている。しかし，低出生体重児の母親へのこころの支援は，NICUでの重要課題と挙げられてはいるが，かならずしも十分とは言いがたい。その臨床的検討も最近研究されはじめたところである。そのような研究のひとつが，本書に示された井上美鈴さんの研究である。

　著者井上さんは，大学学部の卒業論文から，赤ちゃんと母親の絆に関心を抱き続け，特に母親の周産期をめぐって出現する不安心理への支援を一貫して研究し，博士論文にまで纏め上げた。

　臨床の場で個別に時間をかけてデータ収集をして，低出生体重児の母親の不安変遷とその発生機序について，詳細に検討した論文は，わが国をはじめ諸外国でも数少ないものである。本書はその成果である，NICUにおける母親の不安変遷と不安発生機序を，調査研究と事例研究を通して明らかにし，母親への支援モデルの指針を提示している。

　本書は，NICUで，低出生体重児と日夜取り組まれておられる医師，看護師

等の方はもちろんのこと，周産期臨床の現場で親との関わりを模索されておられる方々にも，大きな示唆を与えるにちがいない。またこの領域に関心のある，臨床心理士の方々や大学生及び大学院生にもお読みいただきたいと推薦申し上げる。

2006年11月

専修大学文学部心理学科教授　乾　吉佑
臨床心理士

はじめに

　近年わが国では，2500g未満の体重で産まれてくる低出生体重児[*i]の割合が増加している。

　低出生体重児数は，1980年は全出生数の5.2%（81659人）だったが，1990年には6.3%（77332人），そして2005年には9.5%（101272人）と増加し，いまや10人に1人が，小さく産まれてきている。さらに，リスクが高い1500g未満の極低出生体重児は，2005年には全出生数の0.8%（8197人）であり，これらの数値は年々上昇傾向にある（厚生労働省ホームページ，厚生労働省統計表データベースシステム）。

　低出生体重児は，身体的機能が未熟であるために，産まれるとすぐに新生児集中治療室（neonatal intensive care unit：以下NICUとする）に運ばれ，医学的処置を受ける。治療薬の開発に代表される新生児呼吸管理の進歩により，極低出生体重児の生命予後は顕著に改善し，出生体重500〜999gの新生児死亡率は，1980年が50%以上であったのに対して，1995年では約22%となっている（日本小児科学会新生児委員会，1996）。しかし，このように生存率は改善している一方で，神経学的障害(脳性麻痺，てんかん，視覚障害，知的障害)の発生頻度は減少していない。さらには，注意集中の欠如，多動，図形認知障害などの微細な後遺症が残ることも少なくない。このため，低出生体重児の親は，生存の心配だけでなく，生存後の障害や後遺症の心配も抱くことになる。このような状況を受けて，NICUでの児に対する早期からの発達支援に加え，低出生体重児を育てる親に対する心理的ケアへの関心が非常に高まってきている。

[*i] 一般的に赤ちゃんは，在胎40週，3000gほどで産まれてくるが，何らかの原因で，2500g未満の体重で小さく産まれてきた赤ちゃんを低出生体重児という。そして，特に1500g未満の児を極低出生体重児（very low birth weight infant），1000g未満の児を超低出生体重児（extremely low birth weight infant）と呼んでいる。なお，低出生体重児についての詳細は第5章付録1に示した。

また，第49回日本未熟児新生児学会（2004，横浜）で，低出生体重児とその家族への配慮についてのシンポジウムが組まれたことからも，児と親への対応が注目されていることが窺える。このシンポジウムでは，心を主眼に入れたNICUにおける対応の重要性について，活発なディスカッションが行われた。また，この学会報告をまとめた翌年の雑誌（2005）では，NICUに児が入院した経験のある親92名のうち，NICUに，心理的ケアを担う専門スタッフがいることを望むかの質問に対して，100％の親が望むと回答し（橋本，2005），家族側も心理的ケアを切望していることが明らかとなった。しかしこのうち，実際に専門スタッフから心理的ケアを受けた親は約12％（11名）と，理想と現実とのギャップは大きく，NICUでの親への心理的支援体制が十分整っているとはいいがたい。また，わが国において，児と両親に対する出産直後からの介入研究は諸外国に比して少なく，ましてや入院中から退院後数年までを含めた長期的介入研究は，筆者が知るところでは認められない。このように，わが国においては，NICUでの低出生体重児とその親への介入はいまだ始まったばかりといえる。

　以上のことを背景に，本書は，低出生体重児の親，特に母親に対する心理的支援を目指し，NICUにおける低出生体重児の母親の不安に注目して調査および事例研究を行った。

　本書の構成だが，まず，第1章の「問題と目的」で，産褥期の母親の情緒の特徴，母親が達成すべき課題，低出生体重児の母親への介入研究，母親理解の視点について，これまでの文献を概観し，筆者が不安に焦点づけるまでの道筋を示した。続いて，低出生体重児の母親の不安研究の概略[ii]を正常成熟児の母親と比較しながら示し，NICUにおける低出生体重児の母親の不安変遷と不安発生機序を明らかにするという課題を提示した。この課題を受け，第2章の「調査研究による低出生体重児の母親の不安の検討―正常成熟児の母親との比較研究―」[iii]では，NICU入院中の低出生体重児の母親の不安を，正常成熟児の母親の不安と比較検討するために，プロスペクティブな調査研究を行い，課題を

[ii] この節は，井上（2000），井上（2001）を加筆，修正したものである。

検証した。さらに，第3章「事例研究による低出生体重児の母親の不安の検討」では，調査研究から理解された不安変遷と不安発生機序を補完する目的で，NICUでの3事例の心理臨床活動を示した。最後に，第4章「総合考察」では，調査・事例研究の結果を総合して，不安変遷と不安発生機序，そして母親支援について考察した。なお，第5章は低出生体重児に関しての説明を，第6章は第2章の調査研究で使用したアンケートの内容を，第7章は第2章の調査研究の結果の詳細データを，それぞれ付録1から3として提示した。

著　者

---

*iii 第2章の一部は，第35回日本新生児学会（1999，高松），第19回日本心理臨床学会（2000，京都）で発表し，井上・乾・竹内・飯倉・前田（2002），乾・井上・守屋・岡部・竹内・飯倉・前田（1999）で報告したものを加筆，修正したものである。

目次

推薦のことば
はじめに

略語の凡例 …………………………………………………………8

第1章 問題と目的 ………………………………………………9

  1.1 産褥期の低出生体重児の母親に対する心理的支援の重要性 …………10
  1.2 低出生体重児の母親への介入研究 ……………………19
  1.3 低出生体重児の母親理解の視点 ………………………21
  1.4 不安を考慮に入れた心理的支援の意義 ………………24
  1.5 低出生体重児の母親の不安研究の概略
      ―正常成熟児の母親との比較から― …………………26
  1.6 本書の目的 …………………………………………40

第2章 調査研究による低出生体重児の母親の不安の検討
    ―正常成熟児の母親との比較研究― ………………………41

  2.1 目的 …………………………………………………42
  2.2 方法 …………………………………………………55
  2.3 結果 …………………………………………………57
  2.4 考察 …………………………………………………76

第3章 事例研究による低出生体重児の母親の不安の検討 ……93

  3.1 目的 …………………………………………………94
  3.2 方法 …………………………………………………94
  3.3 結果 …………………………………………………95

3.4　考察 ·· 124

第4章　総合考察 ·· 133
　4.1　低出生体重児の母親の不安の程度 ······················ 136
　4.2　低出生体重児の母親の不安の内容 ······················ 136
　4.3　低出生体重児の母親の不安への影響因子 ············ 138
　4.4　低出生体重児の母親の不安変遷と不安発生機序 ··· 139
　4.5　支援における心理臨床家の視点と対応 ················ 141
　4.6　本書の意義 ··· 143
　4.7　本書の限界と今後の展望 ··································· 147

第5章　付録1　低出生体重児 ································· 151
　5.1　低出生体重児の定義 ··· 152
　5.2　低出生体重児を取り巻く環境 ····························· 153
　5.3　低出生体重児の疫学 ··· 158
　5.4　低出生体重児の特徴と発達 ································ 158
　5.5　低出生体重児の疾病 ··· 165
　5.6　低出生体重児の予後 ··· 170

第6章　付録2　アンケート調査の内容 ···················· 173

第7章　付録3　アンケート結果の詳細データ ·········· 179

参考・引用文献 ··· 185

おわりに ··· 195

略語の凡例

CAS	Cattle Anxiety Scale	CAS 不安診断検査
CLD	chronic lung disease	慢性肺疾患
ELBWI	extremely low birth weight infant	超低出生体重児
GCU	growing care unit	新生児回復期治療室
ICD	International Statistical Classification of Diseases and Related Health Problems	疾病及び関連保健問題の国際統計分類
IUGR	intrauterine growth retardation	子宮内発育遅延
LBWI	low birth weight infant	低出生体重児
MAS	Manifest Anxiety Scale	顕在性不安検査
MESCL	mother experience check list	母親の体験段階チェックリスト
NBAS	Neonatal Behavioral Assessment Scale	新生児行動評価尺度
NEC	necrotizing enterocolitis	壊死性腸炎
NI	normal infant	正常成熟児
NICU	neonatal intensive care unit	新生児集中治療室
PDA	patent ductus arteriosus	動脈管開存症
PVL	periventricular leukomalacia	脳室周囲白質軟化症
RDS	respiratory distress syndrome	呼吸窮迫症候群
REM	rapid eye movement	急速眼球運動
ROP	reinopathy of prematurity	未熟児網膜症
SSP	Strange Situation Procedure	ストレンジ・シチュエーション・プロシージャー
STAI	State-Trait Anxiety Scale	状態・特性不安検査
VLBWI	very low birth weight infant	極低出生体重児
WHO	World Health Organization	世界保健機構

第1章

問題と目的

1.1 産褥期の低出生体重児の母親に対する心理的支援の重要性

産褥期[*1]における低出生体重児（low birth weight infant：以下 LBWI とする）の母親の心理的支援がなぜ重要なのであろうか。この点について考えるために，産褥期の LBWI の母親の情緒反応と母親の課題の 2 点に関して，正常成熟児（normal infant：以下 NI とする）の母親と比較しながら，これまでの研究者が述べている点を整理し検討する。

1.1.1 低出生体重児の母親の産褥期の情緒反応—正常成熟児の母親との比較から—

NI を出産した産褥期の母親は，熱狂的，幸せ，平和，達成感，満足などのポジティブな情緒を抱く（ブロッキントン，1999；Quadagno, Dixon, Denney & Buck, 1986）。一方で，神経質，心配，無力感，不安感のようなネガティブな情緒も示すという（Quadagno et al., 1986）。さらに，短期間，情緒不安定になるマタニティ・ブルーも，高い頻度で生じることが多くの研究から理解されている（ブロッキントン，1999）。

このように，産褥期には，NI の母親ですら不安定になりやすいが，LBWI の母親は LBWI の出産によりさらにストレスがかかっている（Meyer, Coll, Seifer, Ramos, Kilis & Oh, 1995；Trause & Kramer, 1983；サモンズ・ルイス，1990；Singer, Davillier, Preuss, Szekely, Hawkins, Yamashita & Baley, 1996；Singer, Fulton, Davillier, Koshy, Salvator & Baley, 2003）。LBWI の母親の情緒的な特徴を知るためには，LBWI の母親が置かれている状況を考える必要がある。過去の研究を概観すると，NI の母親との相違点について，(a) 児

[*1] 産褥期とは，分娩が終了してから，妊娠・分娩に伴う母体の生理的変化が非妊時の状態に復するまでの期間をいい，通常 6〜8 週間である。国際的な産褥期間の定義はないが，疾病及び関連保健問題の国際統計分類（International Statistical Classification of Diseases and Related Health Problems：以下 ICD とする）の第 10 回改訂（ICD-10）時の勧告において，妊産婦死亡とは妊娠中または分娩後 42 日以内における女性死亡をいうと定義しているところから，国際統計上では，産褥期間は 42 日（6 週間）になるという。

が小さく，未熟で，病的であること，(b) 心に描いていた健康な赤ちゃんの夢が壊れてしまったこと，(c) 児がNICUに入院したため児との接触が制限されていること，(d) 妊娠が途中で終わったこと，(e) 自分の目標を変えざるを得ないこと（仕事への復帰よりは児の面倒を見なければならないなどの変化）などが指摘されていた（Cramer, 1985；クラウス・ケネル, 1985；Prugh, 1953；サモンズ・ルイス, 1990）。

以上のような状況に置かれたLBWIの母親は，初期には，感情が高ぶり，嘆き悲しむという危機的状況に陥るという。そして，失敗，喪失，悲しみの感情に打ちのめされる。さらに，不安（児の死または脳障害に対する恐れ）を抱き，児への罪の意識に悩むことになる（Cramer, 1985；今泉, 1994；クラウス・ケネル, 1985；永田・永井・側島・斎藤, 1997；Prugh, 1953；サモンズ・ルイス, 1990；Trause & Kramer, 1983）。また，児が重篤な状況にある出産直後の母親は，心配する以外ほとんど何もすることができないので，強い支えを必要としているという（サモンズ・ルイス, 1990）。

一方で，Casteel（1990）は，上述してきたようなネガティブな感情だけでなく，児の日齢5での両親に対するプロスペクティブな（今ここでの気持ちを聞く）インタビューから，驚き，自信，愛情，幸福といったポジティブな感情も両親が抱いていることを報告している。また，過去を振り返ってもらう回顧式のレトロスペクティブなインタビューを行なったMcCluskey-Fawcett, O'brien, Robinson & Asay（1992）によると，インタビューの最中に，母親は，児の入院中の悲しみやアンビバレントな感情を思い出すよりも，喜び，強い愛情と関心，児への大きな期待を多く語ったという。そして，LBWIの両親であっても，ポジティブな感情は持っているものであり，未熟児[*2]出産により両親が悲しみの中にあるかのようにスタッフ側が扱うことは，両親の感情との間に

[*2] 英文引用文献で，premature babyもしくはpremature infantと記載がある場合に，筆者が未熟児と訳した。このpremature baby, premature infantとは，主に低出生体重児のことであるが，中には，未熟兆候の見られる児が含まれている研究もある。また，未熟児という用語が一般に使用されていた1994年以前の日本語文献においては，文献中の記載をそのまま使用した。

ずれを生じさせてしまうことにもつながりかねないと指摘した。

　以上のような，ポジティブな情緒やネガティブな情緒の現れ方の違いは，おそらく以下に述べるように，児の重症度，方法論，時間経過などによって説明されると考えられる。まず，児の重症度について考えてみると，Casteel（1990）の対象のように児が軽症(平均出生体重約 2280 g，平均出生在胎週数約 35 週)である場合には，両親はポジティブな情緒を抱きやすいと予測される。次の方法論については，Casteel（1990）の用いたような，両親に今ここでの気持ちを聞くプロスペクティブなインタビューでは，両親がこの事態になんとか対処するために希望を表現したとも考えられる。そして，時間経過については，これをよく示す例として，サモンズ・ルイス（1990）が，両親がたどるべき経過として，危機の段階，混乱の段階，順応の段階の 3 段階に特徴的な情緒が存在し，ネガティブな情緒からポジティブな情緒に変化すると述べていた。彼らによれば，未熟児の両親のほとんどが，最初の反応として，深い悲しみや喪失感を抱き（危機の段階），悲しみ，怒り，罪悪感，後悔を表現する段階（混乱の段階）を経て，希望を見出し，児への愛着を抱き順応していく（順応の段階）という。つまり，時期によって生じてくる情緒が異なっていることを示していた。このように，児の重症度の違い，方法論の違い，時間経過の違いで，現れてくる情緒の内容が異なってくると考えられる。

　以上のように，産褥期の LBWI の母親は，NI の母親よりも，感情が高ぶり，嘆き悲しむという危機的状況に陥りやすい。また，失敗，喪失，悲しみの感情に打ちのめされ，不安，児への罪の意識も抱きやすい。さらに，出産直後の時期は，児が重篤な状態であるために，母親は心配する以外ほとんど何もすることができないという。これらの点から，母親を心理的に支えることが重要と考えられる。

　次に，産褥期の母親が達成すべき課題について触れる。

1.1.2　低出生体重児の母親の産褥期の課題—正常成熟児の母親との比較から—

　出産後の母親が達成すべき課題については，何人かの研究者が述べている。

ここでは，特に母親自身に注目し，NI の母親と比較しながら過去の研究を概観する。

　一般的に産褥期に NI の母親が達成すべき課題は，(a) 胎児との生理的な分離の受け入れ，(b) 産まれてきた児への適応，(c) 児との関係性作り，(d) 夫を含めての新しい家族関係作りに大別されるようである（Gruis, 1977；Mercer, 1981；渡辺久子，1993）。

　(a) の胎児との生理的な分離の受け入れとは，身体を回復させることや分娩という出来事を母親なりに整理することである。

　(b) の産まれてきた児への適応とは，いくつか位相の違いが存在する。すなわち，児のおむつ交換や要求を満たすことに慣れるといった現実的なものもあれば，レボビッシ（1991）のいう幻想の赤ちゃん[*3]や想像の赤ちゃんといった母親の中で過去に作られた表象[*4]を，現実の赤ちゃんと照合し調整していくことも含まれてくる。

　(c) の児との関係性形成について，橋本（1997, 2000）は，低出生体重児と親における関係性の発達モデルを 10 例の母子の臨床場面の観察（臨床観察）により，ステージ 0 からステージ 5 までの 6 段階に整理し，このモデルは NI の母子も同じ経過を辿ると結論づけている。橋本（1997, 2000）によれば，ステージ 0 は母親が児と最初に出会った時であり，親は児を胎内からの連続性を持ったわが子として認知することは難しく，距離を置き対象化し，児に向き会えない段階であるという。しかし，周囲の人々から十分な情緒的支持を受けながら，児への否定的あるいは消極的感情を否認したり抑圧したりすることなく，児の前にいることができるようになると，親は生命ある存在としての児に気づき（ステージ 1），反応しうる存在としての児を発見する（ステージ 2）。

[*3] レボビッシは，母親が赤ちゃんに対して抱き投影する表象を，幻想の赤ちゃんと想像の赤ちゃんに概念化した。母親の幻想的な深層の心的生活の中で表象されたものを幻想の赤ちゃん，胎児と母親との相互作用に関する想像の中で生み出される赤ちゃんを想像の赤ちゃんとした（レボビッシ，1991）。

[*4] 表象とは，多くのイメージから作られる相対的に永続的な組織のことをいう（狩野，2002）。例えば，赤ちゃん表象は，赤ちゃんが泣く，笑う，おっぱいを飲むなどのイメージを基礎にして作られる。

そして反応に意味を見出す段階（ステージ3）を経て,「泣いても私が抱くと泣き止む」というように相互交流しうる存在であることに気づき（ステージ4），最終的には「顔を見て笑うようになった」「お話をするんです」などのことばに代表されるような互恵的な相互交流の行われる段階（ステージ5）へと，ゆっくりとその母子のペースで進んでいく。時間的経過は母と子の組み合わせによって様々であり，修正在胎週数[*5]に従って進行するものでもなく，十分にサポートされていれば，ステージ0から1への移行は，最初の面会中に生じることもある。さらに，このような関係性の発達の経過は，LBWIの母子とNIの母子でなんら違いはないという。すなわち，通常の出産の場合は，数時間の単位で通り過ぎる過程だが，LBWIの母子は数週間から数ヶ月かけて一歩一歩たどっていくと述べ，NIの母子もLBWIの母子も同じ経過を示すとしている。

さて，母子の関係性の形成の中でも，多くの研究者が注目している概念に，母親の愛着[*6]が挙げられる（クラウス・ケネル，1985）。母親の愛着について，クラウス・ケネル（1985）は，分娩直後の時期を感受期と名づけ，母親の児に対する愛着が一度に開花する時であると述べ，分娩直後の時期の重要性を強調していた。一方で愛着の形成時期について調査した，Robson & Kumer（1980）は，約40％の初産婦が出産直後には愛着を形成していないことを明らかにした。またこの半数が，児に対して出産後9週目まで愛着を表現しておらず，これらの母親の多くは妊娠を望んでいなかったという。しかし，最初の接触から児に強い愛着を感じた母親も13％おり，これらの母親は強く妊娠を望んでいたという。全体としては，初めて肯定的な感情や愛情を感じたのは，出産後3週目頃が最も多く，3ヶ月の終わりまでにはほとんどの母親が児に対して愛着を強く感じるということであった。これらのことから，分娩直後の時期が必ずしも愛着形成における重要な時期とはいえず，愛着の形成の時期は，母親によ

[*5] 修正在胎週数（corrected gestational week）とは，児が，母胎内にいることを想定して算出した週数のことをいう。

[*6] 愛着とは，一般に，乳幼児が特定の対象（通常は養育者）との間で発展させる強い情緒的な結びつきのことをいう（井上，2005）。この場合は，母親からの児に向けた情緒的な結びつきを指す。

って様々であることが理解されたといえる。

　最後に (d) の夫を含めての新しい家族関係作りとは，これまで2者関係（初産婦の場合）であったのが，児の出生により3者関係になり，従来の立場や生活が大きく変化し，調整が必要となることを指している。

　以上のように産褥期の母親は，4項目の課題を抱えているが，これらの課題を時系列で捉えたのが Rubin（1961）である。Rubin（1961）は，出産直後から10日までの産褥早期における身体的心理的変化の経過を詳細に検討し，看護師が，母親役割を育成する際に役立てようと試みた。この Rubin の考えは，1961年と年代は古いが，修正されながら現代でも用いられている（Ament, 1990）。

　Rubin（1961）は，産褥早期の母親の課題を，受動的で依存的な行動に特徴づけられる taking-in phase（取り込み期）と，自立的で自主的な行動に特徴づけられる taking-hold phase（確立期）という2段階で説明した。taking-in phase（取り込み期）は，分娩直後から2〜3日続き，母親は，自身の要求，すなわち睡眠と食事に強く関心を向ける。また，母親は多弁になり，混沌とし，出産を終えた事について現実味を帯びていないが，その中で分娩という状況に意味づけをしたり，何が生じたか振り返る必要があるという。taking-in phase（取り込み期）で，母親は自分の要求が満たされると，次のステップ，taking-hold phase（確立期）へと快適に移動することが可能となる。この taking-hold phase（確立期）は，分娩後3日目頃から10日間ほど続く。母親は自立に向かい現実を見つめることが出来るようになるが，一方で強く不安を抱く時期でもある。この時期，母親は，母親自身の排便がうまくできるか，授乳がうまくいくか，児の排気（げっぷ）がうまくできるかなど，自分の身体の機能をコントロールする能力を必要とする。もしそれに失敗すると，落ち込むことがあるという。

　この Rubin（1961）の見解は，臨床的な観察から導き出されたものであり，実証的研究によって妥当性が検証されていないことから，Ament（1990）は，質問紙法により，母親が入院中に taking-in phase（取り込み期）と taking-hold phase（確立期）に特徴的な行動や態度を示すか，またこれらの行動や態度は

変化するかを調査した。そして，確かに母親は，taking-in phase（取り込み期）に特徴的な行動から，taking-hold phase（確立期）に特徴的な行動へと変化することを見出し，Rubin（1961）の見解を支持した。しかしながら，その経過は，Rubin が考えたよりも早くに，すなわち，taking-in phase（取り込み期）から taking-hold phase（確立期）への移行は，すでに産褥初日に生じていると結論づけた。

NI の母親の 4 項目の産褥期の課題と，Rubin（1961）の身体的心理的変化の経過をまとめると，産褥期の母親の課題とその過程は，おそらく，心身ともに休息を取りながら，分娩によって生じた出来事を自分なりに整理し，その後母親としての行動に関心を向けながら，児へと適応する。その中で，徐々に児への愛着が強くなり，児との二者関係の世界へと浸るようになるのであろう。この変化の速度は，母親によって様々であることが予測される。

このような，NI の母親に認められる 4 項目の課題は，LBWI の母親にとっても達成すべき課題であることには変わりないと考えられるが，LBWI の母親には，どのようにこの課題が現れ，またこの他に何か特徴的な課題が認められるのであろうか。以下に 3 名の研究者について触れ，LBWI の母親の達成すべき課題の特徴について整理する。

まず第 1 に，Kaplan & Mason（1960）は，健全な母子関係を確立するために未熟児の母親が経験していかなければならない 4 点の心理的な課題をあげた。第 1 の課題は，予期的悲嘆（anticipatory grief）と呼ばれ出産時に生じる。すなわち，児の生命が危険にさらされたため，児を失うかもしれないことに対して準備をしなければならない。第 2 の課題は，普通の赤ちゃんを産めなかったという事実に直面し，それを認識しなければならないことである。ここまでの反応は，健康な反応であり，一般的に児の生命が安全になるまで続くという。その後の第 3，第 4 の課題は，児の入院の 2 週間後から 10 週間後の間に生じてくる。第 3 の課題は，以前阻害されていた児との関係性の回復である。すなわち，今まで児を失うことを準備していたのだが，児の状態が改善することで，希望と期待を持って応じていかなければならないのである。ここで特徴的なこ

とは，児の体重の増加やミルクの飲み方の変化，看護師のケアの変化，児の活動性の変化などの出来事から，児が生きながらえるということを母親が信じ始める点にある。その後，日々期待が増してくる中で，児が家に帰ってくるための準備をするようになる。第4の課題は，未熟児が正期産の児とは異なる成長の仕方をすることや，特別なケアを必要とすることを理解していかなければならないことである。すなわち，母親がこれから自分が中心となって行わなければならない育児への準備をしていくのである。これは，母親がNICUを訪れる，看護師や医師と話す，他の未熟児の母親と話す，育児書を読む際に生じてくるという。Kaplan & Mason（1960）は，未熟児の出産というストレスに対処するために，母親はこれらの4点の課題を適当な時期に達成する必要があると指摘した。

また第2に，永田他（1997）は，極低出生体重児（very low birth weight infant：以下VLBWIとする）[*7]の母親は以下のような5点の心理過程をたどっていくとした。それは，(a) 出産そのものに伴う身体的・精神的回復の時期，(b) 罪障感と情緒不安定が持続する時期，(c) 児への消極的・否定的な感情を表明する時期，(d) 児への肯定的な感情の芽生えと児の行動への否定的な読み取りをする揺れ動きの時期，(e) 母子の関係性が相互交流的となり，愛着が形成されていく時期である。この心理過程をたどって母子の関係性が育まれていくと述べている。

第3に，サモンズ・ルイス（1990）は，両親は，初期の不安が落ち着いてくるにつれて，児との関係を持ち始めるようになるとして，親役割への適応について，以下の7点の過程を示した。それは，(a) 傍観者としての親，(b) 技術者としての親，(c) 医者あるいは看護者としての親，(d) 本当の親になること，(e) 愛着の形成，(f) 他の病院への転送，(g) 社会的関係の形成である。この過程を通して，両親は児に愛着も抱くようになるという。

以上から，LBWIの母親も，前述のNIの母親の4項目の課題に関して，多

[*7] 極低出生体重児とは，LBWIの中でも特に，1500g未満の出生体重の児をいう。第5章付録1の「5.1 低出生体重児の定義」を参照。

少の異なる経過をたどったり，より困難が生じやすかったりしても，ほぼ似たような特徴であった。順に追ってみると，(a) の胎児との生理的分離を受け入れる点に関しては，通常よりも早く，多くの場合突然であった出産体験を整理することが必要になってくるであろう，(b) の産まれてきた子への適応は，正常とは違うケアが必要となることもあり，NI の母親よりは時間がかかるであろう，そして (c) の児との関係性形成の側面が，NI の母親と比して，ゆっくりとした時間経過をたどる点であろう。(d) の夫を含めての新しい家族関係作りは，ほとんど触れられていなかったが，これは，(c) に入れ込まれていると考えられる。そして，これらの課題に加えて，さらに，LBWI の母親には，独自の第 5 の課題が加えられ，5 項目の課題から捉えることが可能と考えられる。この独自の課題とは，予期的悲嘆や罪責感，情緒不安定といった，情緒的危機を乗り越えることである。

さて，これらの LBWI の母親の課題の中で，どの研究者も，特に (c) に関連する，母子の関係性や母親の愛着を強調していた。さらに，愛着などの関係性を育むためには，LBWI の母親独自の課題である罪責感の処理をはじめとした情緒的な整理が非常に重要になっていた。このように関係性形成に関心が向く理由は，LBWI が NICU に入院したことによる分離という事実からも理解できる。両親が，NICU に入室することが感染症などの理由により一般的には禁じられていた時代には，分離の影響についての報告が多く見られる。例えば，Cramer (1985) は，分離によって，母親は空虚さ，すなわち体の一部を切断されたような感じを経験するという。この分離の期間中に，母親は可能性のある最悪の結果を想像する（予期的悲嘆）。この予期的悲嘆が強すぎると，児を自分の子として受容することが困難になるという。また，Seashore, Leifer, Barnett & Leiderman (1973) は，児に窓越しの面会のみを許された母親群（分離群）と児に接触を許された母親群（接触群）の児との相互作用について調査した。これによれば，初産婦に関して，分離群は，NICU で初めて世話をする際や退院直前の時点で世話をする能力に関し，接触群よりも有意に自信が欠如しているという。つまり，初期に児への関わりが制限されると，母親として自信

を持つことが困難になることを指摘した。これは，前述のクラウス・ケネル（1985）の強調した初期接触の重要性を述べていると考えられる。分離の問題は，親のNICUへの面会が許されている現代でも多かれ少なかれ生じている。すなわち，児が母親とは別の病院のNICUに入院することや，またもっといえば，出産後まもなくから数ヶ月，児がNICUに入院すること自体が分離といえよう。現在，この早期の分離がその後の母子関係にマイナスの影響を及ぼし続けることはないと考えられているが，母子の関係性を育む上で不利となりやすく，母親の心理を理解する際には現在においても重要な視点と考えられている。

以上のように，LBWIの母親は，課題を達成する上で，NIの母親と比して，困難が伴いやすいことが窺え，NICUにおけるLBWIの母親に対する心理的支援の必要性が理解された。

そこで，NICUで心理的支援がいかに行われているかの観点から，NICUにおけるLBWIの母親への介入研究について，以下に概観する。

1.2 低出生体重児の母親への介入研究

NICU入院中の母子への介入研究は，児に直接働きかけるもの，母親に働きかけるものに大別されたが，ここでは，特に母親に働きかける介入研究について取り上げる。母親に働きかける介入研究は，主に個別介入とグループによる介入の2点に分けられた。

第1の個別介入は，母親に児の行動的な特徴や児を刺激する方法を教える（Brown, LaRossa, Aylward, Davis, Rutherford & Bakeman, 1980 ; Parker, Zahr, Cole & Brecht, 1992），母親が，新生児行動評価尺度[*8]を施行しているところを観察する（Szajnberg, Ward, Krauss & Kessler, 1987 ; Widmayer & Field,

---

[*8] 新生児行動評価尺度（Neonatal Behavioral Assessment Scale：NBASと略される）とは，実際に，新生児を観察して，新生児の行動を評価する方法をいう。新生児が有能であるという仮定を基礎としている（ブラゼルトン・ニュージェント，1998）。

1981；Zahr, Parker & Cole, 1992）などといったスタッフによる母親への教育的なアプローチが認められた。Brown et al.（1980）を除いて，どの研究者も，児の発達面や気質面でプラスの効果を得ている。その他，母親がカンガルー・ケア[*9]をすることで，児への肯定的な気持ちが強くなり，親密度が深まっていき，母子の関係性を促進するという報告もなされている（笹本・橋本・正木・堀内，1998）。これは，児を弱いものとみなしてしまいがちなLBWIの母親の認識（表象）を改善することに役立つのであろう。児をネガティブに認識することが改善されると，母親の不安が低減するという研究もあり（Blanchard, Blalock, DeVellis, DeVellis & Johnson, 1999），母親が児をいかに認識するかに働きかける介入が重要であることを表している。

　また，情緒面に焦点づけた個別の介入も認められた。すなわち，過去にLBWIを出産した経験のある母親が，電話によって現在NICUに入院中のLBWIの母親をサポートするものであり（Roman, Lindsay, Boger, DeWys, Beaumont, Jones & Haas, 1995），LBWIの母親の不安の低減，自尊心の回復，児とのプラスの相互作用に効果があったとしていた。

　さらに，個別の介入に関して，Cobiella, Mabe & Forehand（1990）は，出産後早期に，LBWIの母親に以下に示す内容のビデオテープを見せ，その後のストレスなどを測定している。ビデオテープの内容は，ストレスへの対処方法についてで，1. NICUについての疑問が解決できるように焦点づけたもの（problem-focused intervention），2. NICUで生じてくる不安をどのように扱うかといった情緒に焦点づけたもの（emotion-focused intervention），3. コントロール群（control intervention）である。これによれば，どのようなものであれ介入は，NICUにおけるストレスを処理する際に役立つものであり，さらに，情緒に焦点づけた介入が最もLBWIの母親の抑うつや不安を低減するという。

---

*9　カンガルー・ケアとは，コロンビアのボゴダで小児科医により始められたLBWIの保育方法で，おむつをつけただけのLBWIを親が素肌に胸と胸を合わせるように直接抱くことをいう。その様子が子どもを胎嚢に入れているカンガルーに似ているためにカンガルー・ケアと呼ばれている。また親子が直接肌を合わせるところからskin to skin careとも呼ばれている（堀内，2001）。

第 2 に，数人が LBWI の母親に関わる，グループによる介入である（Minde, Shosenberg, Marton, Thompson, Ripley & Burns, 1980 ; Meyer, Coll, Lester, Boukydis, McDonough & Oh, 1994 ; Preyde & Ardal, 2003）。ここでは，介入者がそれぞれ，教育的な働きかけや情緒的な働きかけを行っていた。Minde et al. (1980) は，LBWI が NICU に入院中の母親が，看護師，過去に LBWI を出産したことのある母親（ベテランの親）と，児の要求の認識の方法，資源の使い方，ストレス低減方法について話し合う場を持つことで，LBWI の母親のケアの能力が上昇し，母子の相互作用が望ましくなると結論づけた。Meyer et al. (1994) も，小児科医・看護師・臨床心理士などがチームを組み，母親の要求に対応していくと，母親のストレスや抑うつを軽減し，LBWI との適切な相互作用をもたらしたという結果を得ている。さらに，Preyde & Ardal (2003) は，スタッフが教育的なアプローチを行い，これに加えて以前 LBWI を出産したことのある母親が対象の LBWI の母親に電話でサポートを行った結果，LBWI の母親の不安や抑うつ，ストレスの低減に効果を得ている。

すでに述べた個別介入の中の教育的アプローチのみの介入を除くと，どの介入においても，研究者の意図しない場合でさえ，情緒的な介入が非常に重要な役割を果たしていることが理解された。それは例えば，Minde et al. (1980) が，初めから意図したわけではなかったが，LBWI の母親が，初期にベテランの母親に，抑うつ，恐れ，罪責感についてまず語ったことが心理的支援に効果的であったと述べていることからも理解される。

以上から，介入研究においても，情緒に焦点づけた支援が LBWI の母親に非常に重要な役割を果たしていることが確認された。

次に，LBWI の母親への心理的支援を行う際に，一般的に心理臨床家がどのようなことを知っておかねばならないかの，母親理解の視点について示す。

1.3 低出生体重児の母親理解の視点

LBWI の母親を心理的に支えるためには，母親と母親を取り巻く様々な状況

についてよく知っておく必要がある。医学的疾患のある児の両親の支援を行う際に知っておくべきことについて何人かの研究者が述べていたので，以下に整理する。

まず，医学的な疾患のある乳幼児の精神保健の分野では，(a) 児の現疾患の経過，(b) 児の心理的問題の経過，(c) 家族（家族の歴史・性格の特徴），(d) 児の発達歴，(e) 養育者の病歴と病気・怪我への反応，(f) 養育者と彼ら自身の親との現在と過去の関係，(g) 児の発達（運動発達・会話・言語・思考・遊び・認知・自己制御など），(h) 児の社会情緒的能力，(i) 関係性（愛着・遊びとそのスタイルと象徴化・教示と学ぶこと・警戒と保護・過剰な制御としつけ・情緒統制），(j) 養育者の養育能力，が挙げられている（Minde, 2000 a）。(j) の養育者の養育能力の中でも評価すべき5点の領域があるという。すなわち，(i) 一般的情緒と身体的な健康，(ii) 自尊心，(iii) 一般的対処と適応能力，(iv) 子育てへの態度，(v) 発達を促す意思と能力である。

また，仁志田（1999）は，LBWIが退院する際に必要な情報として，(a) 児に関する情報（児の健康状態や，今後予測される問題など），(b) 母親に関する情報（年齢，職業，性格，出産経験，育児への姿勢，児の疾患への理解，母乳に関してなど），(c) 環境に関する情報（家族構成，祖父母の援助程度，父親の職業，住居，経済状態，生活習慣など），(d) 地域に関する情報（保健所などへの距離）の4点を挙げ，これらの情報を個別退院指導の中で活かしていく事を強調している。

そして，横尾（1994）は，LBWIの親子関係の発達過程の理解に関して，(a) 児の状態や経過に対する両親の反応の程度と発現及び消失時期，(b) 愛着形成過程（可能な限り面会に来ているか，電話連絡があるか，児に触れたり話しかけたりしているか，保育参加への意欲が認められるか，児に対する不安が強すぎないか），(c) 家族間のいたわり，(d) 愛着形成不全（面会や電話連絡が非常に少ない，面会時間が短く児との相互作用的場面が少ない，児をケアすることに消極的な感情を表現する，退院の準備ができていないなど），(e) 家族保育の可能性（児の状態を十分に理解し受容しているか，罪意識・自信喪失・

自尊心が傷ついたままの状態が続いていないか，必要以上の保育が必要だと思い込んでいないか，児の世話を楽しく行っているか，日常の保育に必要な技術を習得しているかなど）の5点を挙げている。

NICUの中でこれらの視点をもち，総合的に母親をアセスメント，理解することは，スタッフが母親の理解を深め，適切な支援を考慮することに繋がる。特に，母子の関係性がスムーズに形成できにくい場合やスタッフが母親への対応に苦慮してしまうような場合には，非常に重要となってくる。

これらの多くの評価すべき項目の中で，どの研究者も多かれ少なかれ注目していた側面が，母親の情緒面である。筆者は，母親の示す情緒の中でも，以下に述べる理由から不安に注目した。

すなわち，筆者のNICUでの臨床経験の中では，母親は特に不安を語ることが多く，最もテーマになりやすかったからである。例えば，ある母親は，出産初期には，「脳のことと目のことが一番心配」と非常に不安そうに語った。そして，児の状態が徐々に落ち着くと，児の外見上の心配，体毛や髪の毛の量などについての心配を軽く語るようになった。その後退院が近づくと，退院後の具体的な生活への心配，室温の管理や生活のリズムなどの質問が多くなってきた。このような母親の不安は，内容は異なるものの，ほぼ毎回，筆者との面接の中で語られ，そのため，これらの不安に筆者は頻繁に対応することとなった。

また，これまで産褥期の母親の不安研究は，不安が抑うつの一部として捉えられてきたため，抑うつの研究ほど，関心が集まってこなかったという (Adewuya & Afolabi, 2005 ; Matthey, Barnett, Howie & Kavanagh, 2003 ; Wenzel, Haugen, Jackson & Robinson, 2003)。しかしながら，産褥期には抑うつよりもむしろ不安がテーマになりやすいこと (Adewuya & Afolabi, 2005)，不安が抑うつの予見因子として考えられること (Matthey et al., 2003 ; Wenzel et al., 2003)，母親の不安が高いとストレンジ・シチュエーション・プロシージャー[*10]で不安定型であるD型の愛着を現しやすいこと (Manassis, Bradley, Goldberg, Hood & Swinson, 1994) などが明らかとなり，近年注目を浴びている。本邦に

おいても，清水（1994）は，"長期間わが子をNICUに委ねている親の不安にも，臨床医は対応しなければならない"と，その編書「不安の臨床」で産褥期の母親の不安について扱っていない点を指摘し，母親の不安への対応の必要性および課題について述べている。

上述のことから，筆者はLBWIの母親の示す情緒の中でも特に不安に注目した。

このように，LBWIの母親に対する心理的支援において，不安を考慮にいれた意義について以下に述べる。

1.4 不安を考慮に入れた心理的支援の意義

LBWIの母親に対して，不安を考慮に入れた心理的支援は2つの意味が考えられる。

第1に，母親の精神衛生を向上させる役割である。大きなストレス状況に置かれ，不安が高くなっている母親（Choi, 1973；Gennaro, 1988；サモンズ・ルイス，1990；Singer et al., 1996；Singer et al., 2003；Trause & Kramer, 1983）を支えることで，母親が自分らしく生きることが可能となる。さらに，不安を支えることで，小さく産んですまなかったなどという罪責感や，正常な赤ちゃんを産めなかったという喪の作業[*11]を一緒に行うこともできるかもしれない。

第2に，児の心理・社会的発達を視野に入れた視点である。児の心理・社会的発達のリスク要因の1つとして，LBWIのようなハイリスク児が挙げられ発

---

*10　ストレンジ・シチュエーション・プロシージャー（Strange Situation Procedure：SSPと略される）は，乳幼児の愛着を見る実験で，母子の分離と再会時の児の反応に焦点づけて評定する。回避型（A型），安定型（B型），抵抗型（C型），混乱型（D型）の4つに分類される（井上，2005）。

*11　人は，対象を失うと，急性の情緒危機を体験した後に，落胆や絶望の情緒体験といった悲哀の心理を抱く。喪の作業（mourning work）とは，人がこの悲哀の心理過程を通して，その対象との関わりを整理し，心の中で受け容れるようになっていく営みのことをいう（小此木，1979）。

達のひずみを最小限にとどめるために早期に母子の関係性への介入が重要となる (Minde, 2000 b)。つまり，母子関係に影響する母親側の要因にアプローチすることで，長期的に児の心理・社会的発達を支えるという側面が挙げられる。例えば，不安が高い母親は，母親自身の反応性が乏しく児との情動調律がうまくいかない (Zelkowitz, Bardin & Papageorgiou, 2000)，児との言語的関わりが少ない (Singer et al., 1996) などの研究が認められ，母親の不安が高いと，その後の母子関係にマイナスの影響を及ぼすことが明らかにされている。また，NICU入院中の出来事を思い出す際に，不安が高い母親は，児に対して侵入的な関わりを行うという研究もある (Wijnroks, 1999)。

さらに，不安の高いことだけが問題なのではなく，逆に不安が低いことが，母子関係にマイナスの影響を与えているとする研究もある (Mason, 1963)。これは，不安がないことが臨床的に重要でないことを指摘している。吉田・山中・巷野・太田・中村・山口・牛島 (1999) も育児不安スクリーニング尺度作成の中で，「子育てに関心がないために不安が低いのか，それとも育児に満足を感じているので不安が低いのか」と述べ，不安の低さがリスクとなりうることを示唆している。これらの母子関係の歪みは，その後の児の心理・社会的発達にマイナスの影響を与えるとして重要な側面であるとされている。

このように，産褥期のLBWIの母親の不安を支えることは，a) 母親の情緒的混乱を支え，精神衛生を向上させるという側面のみならず，b) 児との関係性を育み，児の心理・社会的発達の歪みに予防的に働くという側面を持つので，非常に重要と考えられる。

この母親支援の際に，不安に対応するためには，まずLBWIの母親が示す不安の特徴を知ることが必要となってくる。母親の不安の特徴を理解することは，母親への適切な対応を考える際に有用であるが，これだけにとどまらず，母親の不安を抱えるスタッフ側の機能を促進させることにも繋がる。

では，これまで不安はどのように研究されてきたのか。次に，LBWIの不安研究の概略をNIの母親の不安研究と比較しながら示し，本書の課題を検討する。

1.5 低出生体重児の母親の不安研究の概略—正常成熟児の母親との比較から—

NICUにおけるLBWIの母親の不安はいかなる特徴を示すのかについて，NIの母親と比較しながら，これまでの知見を，不安の程度，不安の内容，不安への影響因子から整理する。

1.5.1 不安の程度

NIの母親の示す不安の程度は，分娩直前に最も高く，分娩後には出産を無事に済ませたという安堵感や高揚感によって減少するとの指摘がある（Engle, Scrimshaw, Zambrana & Dunkel-Schetter, 1990；二神・荒井・芝・井上・尾上・杉並・中嶋，1981；Heron, O'Connor, Evans, Golding & Glover, 2003；川田・梶田・清水・川田・久保，1986；川田・川田・亀谷・山内・大貝・小泉，1988；Najman, Morrison, Williams, Andersen & Keeping, 1991；渡辺勉，1993）。また，分娩直後のNIの母親の不安の程度は，初産婦と経産婦に差はなく同じであるという（川田他，1986；川田他，1988；渡辺勉，1993）。

それでは，このような産褥期の母親の不安の程度は，対照群と比較して，いかなるものなのであろうか。川田他（1986）は，分娩後の不安の程度は同年齢の女性と比較し同じ程度であると報告していた。Skari, Skreden, Malt, Dalholt, Ostensen, Egeland & Emblem（2002）は，産褥早期（産褥0～4日）と6週間後の不安の程度は，母親の夫と比較し違いはないとしており，Gennaro（1988）もまた，産褥1～7週まで1週間ごとの追跡研究の結果から，学生と比して不安の程度に違いはないとしている。

次に，その後の不安の経過に関しては，産褥早期（産褥1日から7日まで）では不安の程度は変化しないが（渡辺勉，1993），産褥早期・退院時・1ヶ月後の不安の程度を比較した場合，1ヶ月後の不安が高くなるとの指摘がある（Gennaro, 1988；蛭田・亀井・西脇，1997；亀井・増子・蛭田，1999；大賀・

山口・皆川・藤田，1996；佐藤・片岡・佐藤・原・佐川・嶋森，1996)。1ヶ月後に不安が高くなる要因として，退院後に医療の手から離れて，母親一人で子育てを行うことを挙げている。一方で，これらの研究とは異なり，有意差を見出していない研究も認められた（水上・馬場・植田・富田・福嶋・松井，1995)。さて，ここで，初産婦と経産婦の比較研究に注目すると，どの時期においても不安の程度は初産婦の方が高いとする研究が多い（水上他，1995；大賀他，1996；佐藤他，1996)。しかし，初産婦と経産婦の間に有意差を見出していない研究（平林・大橋・三井・得能・中尾・岩永・山田，1996；渡辺勉，1993）や，逆に経産婦の方が高いとの報告（深谷・田島，1971；蛭田他，1997）もあり，いささか矛盾している状態である。この深谷・田島(1971)では，CAS不安診断検査((Cattle Anxiety Scale：以下CASとする)(対馬・辻岡・対馬(1961))を使用しており，水上他（1995)，大賀他（1996)，佐藤他（1996）が用いた日本版状態・特性不安検査（State-Trait Anxiety Inventory：以下STAIとする)（水口・下仲・中里，1991）でいう特性不安[*12]を測定している可能性がある。また，蛭田他（1997）でも，有意差は認められていないが，経産婦の特性不安が初産婦より高い傾向にあり，母親の特性不安の同質性を確保できなかった可能性がある。

　以上をまとめると，NIの母親の不安の程度は，経過や対照群との比較から検討されていた。まず，不安の程度の経過は，分娩直前には高まるものの，分娩直後には，出産を無事に済ませたという安堵感などにより一時的に不安が低下するようである。しかし，その後，産褥1ヶ月までに徐々に上昇する。この産褥期の不安の程度は，対照群（父親・同年齢の女性・学生）と比較して，同じであるという。また，多くの研究者が注目している出産経験に関して，初産

---

*12 　特性不安とは，Spielberger（1966）によって，状態不安とともに提出された概念（状態・特性不安理論）で，比較的安定したパーソナリティ特性としての不安をいう。状態不安とは，一時的な情動状態としての不安をいう。状態・特性不安理論に基づいて，状態・特性不安検査(State-Trait Anxiety Inventory (STAI))が作成され，本邦においても，日本版状態・特性不安検査を用いて，状態不安，特性不安を測定することができる（水口・下仲・中里，1991)。

婦の方が経産婦より不安が高いとする報告があるものの，有意差を見出していない研究も認められ，矛盾が生じている状態である。

次に，LBWIの母親について整理すると，LBWIの不安は1950年代から注目されていたが，その内容は，LBWIの母親は，より強い不安を抱いているという記述に留まっていた（Prugh, 1953 ; Bidder, Crowe & Gray, 1974）。またKaplan & Mason（1960）は，前述したように，母親が達成すべき4点の心理的課題をあげているが，危機的状況が過ぎた第3番目の児との関係の回復段階においてすら，不安であると，不安の存在を強調しているに過ぎなかった。

しかしその後，不安の量的側面からの実証研究が行われるようになり，LBWIの母親は，NIの母親と比較して，出産直後に不安の程度が高いことが確認された（Choi, 1973 ; Gennaro, 1988 ; Singer et al., 1996）。中でもGennaro（1988）は，出産後の第1週目から第7週目までの不安の経過に注目し，LBWIの母親は，第1週目のみにNIの母親よりも高い不安を示すと結論づけた。

以上をまとめると，LBWIの母親とNIの母親を直接比較した研究は諸外国において数件が認められ，これによると，LBWIの母親は，NIの母親よりも不安が高いことが実証されていた。しかしながら，不安の経過を捉える研究は1件のみしか該当せず，また本邦においては筆者の知るところLBWIの母親の不安研究自体が認められず，さらなる研究の必要性が明らかとなった。また，出産前から縦断的に行われているNIの母親の研究に鑑みると，NIの母親が分娩直前に高まっていた不安が分娩後，安堵感により低くなるのに対して，LBWIの母親は，低下することなく，そのまま不安が継続していることが予測される。

次に産褥期の母親の不安内容について示す。

1.5.2 不安の内容

産褥期の母親は，いかなる不安を抱いているのであろうか。この不安や心配は，特に不安や抑うつといった情緒を引き起こす重要な因子であることから（Dobson, 1985 ; Sarason, 1984），臨床的な対応を考える上で重要である。これまで，NIの母親について具体的な不安内容についての調査は，以下に示すよ

うに数多くなされていた。

　産褥期の NI の母親の不安内容について花沢（1992）は，母親に体験される不安あるいは恐怖や懸念を母性不安と名づけ，母親の母性不安を因子分析から以下の 7 領域で捉えた。それは，(a) 母体の健康，(b) 新生児の発育，(c) 育児の予想，(d) 退院後の生活，(e) 容姿の変化，(f) 夫との関係，(g) 家族との関係である。なお，花沢（1992）は時期を明確にしていないが，新生児・退院後の生活という表現がある点から，出産後ほぼ 1 週間以内の入院中を対象としていると考えられる。

　川島（1981）は，産後 4 週間から 2 ヶ月の母親の不安を，質問紙法により 5 因子から捉えている。それは，第 1 因子は育児不安，第 2 因子は姑不安，第 3 因子は母性，第 4 因子は身体，第 5 因子は夫不安である。

　Wenzel（2001）は，産後の心配について 14 項目で評価を試みている。その 14 項目とは，1) 児に生じる危険，2) 児の見た目，3) 自分の見た目，4) 夫との関係，5) 友人との関係，6) 親戚との関係，7) 他の家族との関係，8) 清潔，9) 子育ての能力，10) 日々の児の世話，11) 経済，12) 家事の義務，13) 気晴らしなどの自由時間，14) 仕事や学校であった（Wenzel et al.（2003）より引用）。

　産褥期の母親の不安については，筆者の知るところ，以上の 3 件のみが因子分析などから体系的に検討していた。

　それではこれらの不安のうち，NI の母親はどのような不安を抱きやすいのであろうか。以下に NI の母親の不安内容について整理する。

　母親の不安内容の特徴について，光本・林（1985）は，入院中に，8 割の母親が児に関して気になり，自分自身の体についても 7 割が気になっていると報告をしている。Bull（1981）も初産婦のみで同様の結果を見出している。また，1 ヶ月後での調査では，夫・家事・児の間の調節，容姿の回復，疲れ，情緒的緊張，ダイエット，自分の時間を見つけることなどに高い関心が集まったという（Harrison & Hicks, 1983）。

　上述の研究は，出産経験は問わなかったが，初産婦と経産婦を比較した研究

も認められたことから，以下に出産経験別の不安内容の特徴を整理する。

まず，入院中に問題となりやすい不安は，初産婦では，第1に新生児の発育への不安，次に，育児に関する不安である（花沢，1992；川田他，1988；平林他，1996；水上・谷口・馬場・加藤，1994；水上他，1995；郷久・明石・池川・金上・杉山，1972）。経産婦も同様の傾向を示しているが，初産婦ほど強くは現れてこない。また，初産婦は，経産婦よりも母体の健康や容姿の変化への不安を抱きやすく，これに対して経産婦は，初産婦に比して夫との関係や家族との関係についての不安が現れやすいと指摘されている（花沢，1992；川田他，1988；平林他，1996；水上他，1994；水上他，1995；Moss, 1981；郷久他，1972）。一方で，経産婦の方が自分自身の体について心配する者が多いという研究も認められ（郷久他，1972），母親自身の身体面については矛盾が認められた。この身体面の不安に関して細かく見てみると，光本・林（1985）は，産褥早期には，疲労感，不眠が現れやすいが，その後の経過で，収まっていくとしている。一方で，丸山・稲葉（1986）は，この身体的訴え（睡眠など）は，産褥早期（産褥3日）に高まった後も，長期間（出産後4週間も）持続していると報告している。丸山・稲葉は，身体的訴えが持続する点について，産褥早期は，分娩による影響が強く，その後は家事や育児によって蓄積されていくと推測している。宮崎・秋吉・上田・佐伯・前田・山田（1986）は，さらに細かく42日間毎日の変化を調査し，丸山・稲葉（1986）と同様の傾向を見出し，特に不眠が経産婦に訴えられるという報告をしている。さらに，丸山・稲葉は，身体の回復への気がかりについて，6日目以降は減少傾向にあるが，容姿や体重への関心は4週目まで持続し，body image に対する関心が強いことを報告していた。

次に1ヶ月の時点で問題となりやすい不安は，初産婦では育児の予想，新生児の発育，母体の健康であり，退院時と同じ傾向である（平林他，1996）。これ以外にも，家族関係や，不規則な生活に関して不安の訴えが多いという（蛭田・亀井・増子，1999）。一方，経産婦は，家族がさらに増えたことにより，家族との関係や家族の健康や将来に関して不安になりやすいとの指摘がある

（平林他，1996；Hiser，1987；蛭田他，1999；Hiser，1991）。中でも，児の兄や姉に関する不安は経産婦に特徴的であった（伊藤・菅原・米本・那須・伊藤・村井・仁平，1983；南部，1994；Smith，1989）。また，特に，1ヶ月の時点での育児に関する不安，中でも育児上の困ったことに関しては詳細に検討されている。それは，初産婦では児の皮膚の異常，排泄，臍，泣くこと，経産婦では皮膚の異常，泣くことである（平山，1990；伊藤他，1983）。これ以外には，初産婦，経産婦ともに，母乳保育に関することも問題になりやすいという（佐藤・佐藤・上田・中馬・吉谷・角野・大山，1993）。また，このように初産婦と経産婦で問題となる不安の内容の現れ方はやや異なるようだが，訴えの総数（不安の数）には，出産経験による差はないという（Pridham, Hansen, Bradley & Heighway, 1982）。つまり，出産経験は，不安の総数に影響するのではなく，不安内容の現れ方に影響するということである。

以上をまとめると，産褥期のNIの母親の不安内容は，児，母親自身の身体，育児，家族についての4点から検討されていた。産褥早期には，初産婦，経産婦ともに，児の発育，育児についての不安を抱きやすかった。そして，1ヶ月の時点では，初産婦は児の発育，育児についての不安に，経産婦は児の兄や姉などの家族についての不安に特徴づけられた。身体面への不安に関しては，分娩に伴う痛み，傷，疲れといった内容については初産婦に，不眠や体力については，家庭で児の兄や姉の子育てもしなければならない経産婦に現れやすいようである。この身体面への不安は，どの領域に焦点づけられているかの不安の領域や，産褥何日目で調査したかの調査時期によって，変動があると予測される。

さて，次に，LBWIの母親の不安内容について整理すると，サモンズ・ルイス（1990）は，臨床経験から，児がNICU入院中のLBWIの母親の"不安や心配の多くは，成熟児の親たちのそれと違うものではない…"と指摘している。しかしながら，母親が抱く具体的な不安内容の研究やNIの母親との比較研究などの実証研究は数少ない。

いくつかの研究で検討されていたことは，第1に，予期的悲嘆（藤本，1990；

Kaplan & Mason, 1960），児の生命への不確かさ（Pederson, Bento, Chance, Evans & Fox, 1987），死の恐怖（サモンズ・ルイス，1990），児の安否への心配（Smith, Schwartz, Mandell, Silberstein, Dalack & Sacks, 1969）といった児の生存への不安，第2に，児の発達への不安（Pederson et al., 1987），第3に，児の大きさへの不安，児の状況への不安（Casteel, 1990）といった児の状況への不安，第4に，児のケアへの不安（Casteel, 1990）や母親自身の行う行動自体への不安（横尾・内田，1983）といった母親が児に行う行為への不安，第5に，退院後の特別な準備の必要性（Pederson et al., 1987）や新しい責任への心配（サモンズ・ルイス，1990）といった今後の育児への不安，第6に，母親自身の体調への不安（江藤・大石・浦川・加藤・小橋川・赤星・前田・浦川，1998）であった。

それぞれの不安について以下に順にみていくと，第1の児の生存への不安は，Pederson et al. (1987)，藤本（1990），Kaplan & Mason (1960)，サモンズ・ルイス（1990），Smith et al. (1969)が指摘していた。Pederson et al. (1987)は，児の生命への不確かさを感じる母親が，退院間近のインタビューで重症のLBWIの母親には95%もいたと報告している。藤本（1990）も同様の報告をしている。また，Kaplan & Mason (1960) は，出産後の初期に児を失うかもしれないと予期的悲嘆を抱くといい，サモンズ・ルイス（1990）も，両親は児の死の恐怖に絶えず付きまとわれていると指摘していた。これらの研究では，NIの母親を比較対照に置いていない。一方で，Smith et al. (1969) は，NIの母親を比較対照とし，それぞれの母親にレトロスペクティブなインタビューを行っている。インタビューの資料に基づいて，児童精神科医が，母親の児の安否への心配を評定しているが，NIの母親よりLBWIの母親が強い不安を表したという結果を見出していない。Smith et al. (1969) の研究は，NIを比較対照に置いたことは評価に値すると考えられる。しかし，母親の不安を児の重症度（体重と健康状態）を考慮に入れて評価している，すなわち，LBWIに対する母親の不安が高くとも，児が重症であれば，当然生じてくる不安と判断し，不安を相対的に低く評価したのである。このために，NIの母親が抱く不安の

程度との相違が認められなくなっており，方法論上での混乱が生じているように見受けられた。

第2の児の発達への不安に関して，Pederson et al.（1987）は，NICU退院間近のインタビューで，軽症（「1.5.3 不安への影響因子」で後述する，出生体重，疾患などから総合的に児の重症度を評価する尺度(Minde, Whitelaw, Brown & Fitzhardinge, 1983) によって判断）のLBWIの母親が15%であるのに対して，重症のLBWIの母親は38%と多く，児の発達への不安が現れやすいと結論づけた。

第3の児の状況への不安に関して，LBWIの両親の情緒表出について調査したCasteel（1990）は，日齢5のプロスペクティブなインタビューで，児の大きさ，児の状況についての不安を9.7%の母親が抱いていることを見出した。

第4の行為への不安は，Casteel（1990）と横尾・内田（1983）が指摘していた。この行為への不安に関して，Casteel（1990）は，日齢5のプロスペクティブなインタビューから，LBWIの母親は児をケアすることへの不安を抱いていると指摘した。横尾・内田（1983）は，さらに詳細に，プロスペクティブにアンケート調査をし，母親が初めて児に触れた時（初回接触），初めて児を抱いた時（初回抱擁），初めて児に授乳した時（初回授乳）に，うまくできるかどうかという行動自体への不安が，初めて児に会った時（初回対面）よりも生じやすくなるという結果を見出した。

第5の育児への不安は，Pederson et al.（1987）とサモンズ・ルイス（1990）が指摘していた。Pederson et al.（1987）は，退院時に，重症（（Minde et al.（1983）の尺度を使用）のLBWIの母親の多く（83%）が，退院後に特別な準備が必要だと感じている点を明らかにした。これは，不安に焦点づけられてはいないように見受けられるが，退院後の育児への不安について言及したものと考えられる。また，サモンズ・ルイス（1990）は，臨床経験から退院の時期に，新しい責任に立ち向かい適応しようとした両親が，何度も質問し，心配そうに見えることが多いと述べている。

第6の母親自身の体調への不安に関して，江藤他（1998）によれば，LBWI

の母親は，母乳，疲労感，創痛，睡眠について訴えたと報告している。しかし，これらの体調面の訴え以上に，児に関する訴えが現れやすいことも指摘している。

以上をまとめると，LBWIの母親の不安内容は，児の生存への不安，児の発達への不安，児の状況への不安，母親の行う行為への不安，育児への不安，母親自身の体調への不安から検討されていた。しかしながら，これらの不安が，LBWIの母親にどの程度訴えられやすいのかについて，詳細に検討した研究は見当たらなかった。Pederson et al.（1987）が，LBWIの母親は，自分自身の感情や症状よりも，児に関心を向けていると指摘していることから，LBWIの母親は，児に関する不安を強く抱きやすいことが推測されるが，さらなる研究が必要である。また，NIの母親との比較研究も1件（Smith et al., 1969）しか認められず，この点についても課題が残されていた。

このように，児がNICU入院中のLBWIの母親に関して，"不安や心配の多くは，成熟児の親たちのそれと違うものではない…"との指摘があるものの（サモンズ・ルイス，1990），母親が抱く具体的な不安内容の総合的研究，NIの母親との比較研究などの実証研究は数少なかった。後者のNIの母親との比較研究の少なさは，臨床場面に密着した形での研究となるため，NIの母親をいかに設定して比較するかに困難が生じるためであろう。以上のことから，比較に際しての方法論を工夫して，実証的な研究がさらに必要と考えられた。次に，産褥期の不安に影響する因子についての研究を示す。

1.5.3 不安への影響因子

不安に影響を与える因子を探ることは，スタッフ側が，特別な注意や介入が必要な母親を早期に同定することに役立つ。このために，不安の程度と，児の医学的所見（出生体重，出生在胎週数，重症度），母親の特性（年齢，出産経験，学歴，職業，性格），家族の特性（経済状況，支援体制）との関連性から検討されていた。

第1の児の医学的所見との関連性では，児の出生体重，出生在胎週数，重症

度から検討されていた。

　不安の程度と児の出生体重，出生在胎週数との関連について調査している研究は，NIの母親では有意な関連は見出されておらず，また研究そのものの数も少ない（稲葉・丸山，1986）。一方，LBWIに関しては，児の出生体重・出生在胎週数が軽い・短いほど母親の不安が高くなることが見出されている（Choi, 1973 ; Gennaro, 1988 ; Gennaro, York & Brooten, 1990）。すなわち，NIの母親の場合は，多少の出生体重の違いよりも，健康で産まれたことが重要であり，一方，LBWIの母親の場合は，児の出生体重，出生在胎週数が母親にとって非常に重要となっていると推測される。

　さて，同じ出生体重や出生在胎週数でも，罹患した疾患によって児の状況は様々であり，これらを総合的に把握し，児の重症度を理解する必要があることから，いくつかの尺度が作成されていた（Blumberg, 1980 ; Minde et al., 1983）。Blumberg（1980）は，自ら作成した新生児病態尺度を用いて，危険性が高い児の母親ほど，出産後第1週目の不安の程度が高いと結論づけた。なお，Blumberg（1980）は，LBWIの母親に限定せず，健康な児から合併症のある児までのすべての母親を対象にしていた。

　さらに，Minde et al.（1983）の新生児の重症度を測定する尺度を用いて調査を行なった，McGettigan, Greenspan, Antunes, Greenspan & Rubenstein（1994）は，児の重症度と不安の程度との間に関連を見出していない。一方，前述のBlumberg（1980）の尺度を用いて調査した研究においても，児の重症度と出産後第1週目の母親の不安の程度とはなんら関係していないという報告がある（Gennaro, 1988 ; Gennaro et al., 1990）。これらの異なった結果は，Gennaro（1988）もGennaro et al.（1990）も，NIの母親を対象に入れず，例えば，Gennaro et al.（1990）は，1500g以上のLBWIの母親のみ，VLBWI（1500g未満のLBWIを指す）の母親のみでそれぞれ重症度と不安の程度との相関を求めており，研究者により被験者群が異なっていたためと考えられる。おそらくLBWIの母親の不安の程度は，重症度といった医療者側が把握するようなより詳細な情報よりも，視覚的に目に付く体の小ささ（体重）によって影響さ

れるのではないかと推測される。

第2の母親の特性との関連は，年齢，出産経験，学歴，職業，母親の性格特性（特性不安）から検討されていた。

まず，年齢に関して，NIの母親では，不安の程度（CASを使用）との関連を見出していない（深谷・田島，1971）。同様に，LBWIの母親でも，不安の程度と年齢との間に関連を見出していない（Brooten, Gennaro, Brown, Butts, Gibbons, Bakewell-Sachs & Kumar, 1988 ; Doering, Moser & Dracup, 2000）。

次に，出産経験に関して，NIの母親では，初産婦の不安得点が高いと結論づけた研究が認められた（水上他，1995；大賀他，1996）が，逆に，経産婦の方が高いとする研究も認められ（深谷・田島，1971；蛭田他，1997），矛盾が生じていた。一方，LBWIの母親では，不安の程度との関連を見出していない（Brooten et al., 1988 ; Gennaro, 1988）。

そして，学歴に関しては，NIの母親では，学歴が低い母親が有意に不安の程度(CAS, STAIを使用)が低いという報告（深谷・田島，1971；蛭田他，1997）があるが，学歴の高い方が不安の程度も高い（顕在性不安検査（Manifest Anxiety Scale：以下MASとする）（Taylor, 阿部・高石，1985）を使用）との報告もあり（稲葉・丸山，1986），矛盾が生じていたが，使用した尺度の違いがこの結果の差に影響しているとも考えられる。一方，LBWIの母親に関しては，不安の程度と学歴の間に関連を見出していない（Brooten et al., 1988 ; Doering et al., 2000）。

さらに職業に関して，NIの母親では，調査研究自体が筆者の知るところでは認められなかった。LBWIの母親では，不安の程度との間に関連を見出していない（Doering et al., 2000）。

その他，母親の性格特性である不安特性に関して，NIの母親では，もともとの性格傾向としての特性不安尺度の得点と状況に左右されやすい状態不安尺度の得点に正の相関があると報告されている（蛭田他，1997；川田他，1988；大賀他，1996；佐藤他，1996）。さらに，渡辺勉（1993）は，産褥初期の不安定状態がそれ以前の性格特性と関連があることを統計学的に示した。光本・林

(1985) は，不安内容の数が多い母親に不定愁訴（マタニティ・ブルー症状）の数が多くなり，かつ神経質傾向のある母親には不定愁訴の数が多く出現するとし，不安内容の数，不定愁訴の数が母親の性格と関連していることを報告している。

　このような，不安の程度（状態不安を示す）と不安特性との関連性を調査する研究の意義は，産褥期の不安定さは，元来不安定になりやすい性格の母親に出現する傾向があることの証明のためである。すなわち，これまで，産褥期の情緒不安定性は内分泌学的生理学的変化により説明されてきたが，そのような変化はすべての母親に認められ，心理・社会的要因，特に不安定な性格特性が内分泌学的変化よりも重要な要因であると考えることによる（渡辺勉，1993）。一方，LBWI の母親に関しては，不安の程度（状態不安を示す）と不安特性との関連が調査された研究は，筆者の知るところでは認められなかった。

　第3の家族の特性に関しては，経済状況，支援体制から検討されていた。

　経済状況に関しては，NI の母親では不安の程度との関連を見出していない（Gennaro, 1988）。同様に，LBWI の母親も，不安の程度との関連を見出していない（Brooten et al., 1988 ; Gennaro, 1988）。

　支援体制に関しては，援助者，家族形態などから調査されている。NI の母親では，産褥期に夫のみの世話よりも実母の世話を受けた母親の方が，不安の程度が有意に低くなったという報告がある（亀井他，1999；川島，1981）が，両親の援助の有無と不安の程度（CAS を使用）とに関連がないという報告（深谷・田島，1971）もあった。

　一方，LBWI の母親に関して，家族機能が貧弱で，ソーシャルサポートが少ないと，不安の程度が高くなるという報告がある（Doering et al., 2000）。

　以上のように，不安に影響する因子を調査した研究結果はそれほど多くなかったが，その中でも整理された結果を以下に示す。まず，NI の母親の場合，特性不安が高く支援が少ない場合に，不安の程度（状態不安）も高くなるが，児の医学的所見や職業，経済状況とは関連が認められない。また，年齢，出産経験，学歴に関しては，各研究者でその結果は矛盾していた。一方，LBWI の

母親の場合，児の出生体重が少ない，出生在胎週数が短い，支援が少ない場合に，不安の程度が高かった。しかし，年齢，出産経験，学歴，職業，経済状況はそれほど重要な要因ではないと推測される。

また，上述してきた研究では，使用されていた尺度が異なっており，使用尺度の特性を考慮に入れる必要があると考えられる。すなわち，例えば，深谷・田島（1971）はCASを，稲葉・丸山（1986）はMASを用いており，STAIでいう特性不安を測定していると考えられ，結果的に性格特性としての不安と年齢や学歴との関連性を調査していると考えられる。つまり，不安の程度を測定する際に，STAIで測定される性格特性を表す特性不安なのか，その時の状況に対する不安を表す状態不安なのかで結果は当然異なり，この視点を持って調査することが必要と考えられた。

1.5.4 産褥期の母親の不安研究のまとめ

すでに述べたように，これまで産褥期の母親の不安研究は，不安が抑うつの一部として捉えられてきたため，抑うつの研究ほど，注目は集まってこなかった（Adewuya & Afolabi, 2005 ; Matthey et al., 2003 ; Wenzel et al., 2003）。しかしながら，産褥期には抑うつよりもむしろ不安がテーマになりやすいこと（Adewuya & Afolabi, 2005），不安が抑うつの予見因子として考えられること（Matthey et al., 2003 ; Wenzel et al., 2003）などが明らかとなり，近年不安への関心が高まり，不安研究の意義が再認識されている。このことをふまえ，不安の程度，不安の内容，不安への影響因子について整理した。

まず，不安の程度の経過は，NIの母親では，分娩直前には高まるものの，分娩直後には，出産を無事に済ませたという安堵感などにより一時的に不安が低下するようである。しかし，その後，産褥1ヶ月までに徐々に上昇する。この産褥期の不安の程度は，対照群（父親・同年齢の女性・学生）と比較して，同じ水準であるという。また，NIの母親において，出産体験は多くの研究者が注目しているが，初産婦の方が経産婦より不安が高いとする流れがあるものの，有意差を見出していない研究も認められ，矛盾が生じている状態である。

第 1 章　問題と目的

　これらの NI の母親の不安研究と LBWI の母親の不安研究を比較検討すると，LBWI の母親は，NI の母親と比較して，出産直後において，不安の程度が高いことが実証されている（Choi, 1973 ; Gennaro, 1988 ; Singer et al., 1996）。これは，おそらく，出産後 NI の母親では，分娩直前に高まっていた不安が安堵感により低くなるのに対して，LBWI の母親では，低下することなくそのまま不安が継続しているためと推測される。また，その後の NICU 入院中の LBWI の母親の不安の程度の経過について調査した研究は 1 件のみで（Gennaro, 1988），より詳細な研究が求められている。
　次に，産褥期の NI の母親の不安内容は，児，母親自身の身体，育児，家族についての 4 点から検討されていた。産褥早期には，初産婦，経産婦ともに，児の発育，育児についての不安を抱きやすかった。そして，1 ヶ月の時点では，初産婦は児の発育，育児についての不安に，経産婦は児の兄や姉などの家族についての不安に特徴づけられた。
　一方，LBWI の母親に関して，NICU の時期に母親が抱く具体的な不安内容について検討した研究や NI の母親との比較研究は数少ない。いくつかの研究で検討されていたことを整理すると，児の生存への不安，児の発達への不安，児の状況への不安，母親の行う行為への不安，育児への不安，母親自身の体調への不安（Casteel, 1990；江藤他，1998；Pederson et al., 1988；サモンズ・ルイス，1990 ; Smith et al., 1969；横尾・内田，1983）であった。しかしながら，これらの不安内容を総合的に調査する研究や，これらの不安内容の NICU での経過について検討した研究は認められなかった。
　また，不安への影響因子についての調査は，NI の母親も LBWI の母親に関しても課題が残されていた。それは，まず，Doering et al.（2000）も指摘するように，これらを検討する研究自体が少なかったことが挙げられる。さらに，不安を測定する尺度に違いが認められたことである。すでに述べたように，母親の性格特性としての不安を捉えているのか，今ここでの状況に左右される不安を捉えているのか，などを明確に区別する必要があるであろう。この点で，影響因子として挙げられた，児の医学的所見，母親の特性，家族の特性との関

連性を改めて調査する必要がある。

　以上から，LBWIの母親の不安の程度や不安の内容について部分的な理解は可能であったが，NICU入院中に不安の程度や内容がどのような経過をたどるかや，これがNIの母親と比較していかなる特徴を示すかなどのLBWIの母親の不安変遷の特徴，さらに，不安がどのような因子に影響を受けて生じるかといった不安発生機序については課題が残されていた。

　以上をふまえ，本書の目的について以下に述べる。

1.6　本書の目的

　これまで述べてきたように，NICUにおけるLBWIの母親の不安研究については，どの研究者も部分的に取り上げるのみで，体系的な研究は行われていなかった。さらに，NIの母親と直接比較した研究はほとんど認められなかった。これは，臨床場面に密着した形での研究のため，NIの母親をいかに設定して比較するかが非常に困難となるためであろう。このように，NICUにおけるLBWIの母親の不安に関しての研究には，残された課題が多かった。

　そこで，本書では，NICUに入院中のLBWIの母親の支援を目指し，特に，NICUにおけるLBWIの母親の不安変遷と不安発生機序を明らかとすることを目的として，NIの母親と比較しながら調査研究（第2章）を行う。さらに，調査研究で明らかとなった知見を確認することと，調査研究では明らかにならなかった点を補完するために事例研究（第3章）を行う。なお，本書で扱う不安は，出産後に母親が示す，罪責感の混じった，主に児に関する不安（心配，恐怖を含む）とした。

第 2 章

調査研究による低出生体重児の母親の不安の検討
―正常成熟児の母親との比較研究―

2.1 目的

　第1章の問題と目的ですでに述べたが，これまでNICUの入院期間における母親の不安は，程度，内容，不安への影響因子から検討されていたが，以下に述べるように十分ではなかった。

　すなわち，第1に，不安の程度は，これまで比較的多くの研究者が着目し，LBWIの母親がNIの母親よりも高い不安を示すといわれてきた（Choi, 1973；Gennaro, 1988；Singer et al., 1996）。しかしながら，NICU入院中の不安の程度を時期ごとに調査した研究は数少ないことが明らかとなった（Gennaro, 1988）。唯一認められた研究（Gennaro, 1988）では，出産後の1週目には，LBWIの母親の方がNIの母親よりも不安が高く，その後2週目から7週目までの1週間ごとの経過では，LBWIの母親とNIの母親の不安の程度に差がないことが報告されている。したがって，本邦でもこの特徴が現れるかどうかは興味のあるところである。

　第2に，NICU入院期間における母親が抱く不安の内容は，すでに述べたように，児の生存への不安，児の発達への不安，児の状況への不安，行為への不安，育児への不安，母親自身の体調への不安（Casteel, 1990；江藤他, 1998；Pederson et al., 1988；サモンズ・ルイス, 1990；Smith et al., 1969；横尾・内田, 1983）から検討されていた。しかしながら，この時期の母親がどの程度これらの不安を抱きやすいのかについての研究や，不安内容を時期ごとに調査した研究が，筆者の知るところでは認められないことである。

　第3に，不安はどのような諸因子によって高められるのかについては，まだ検討すべき点が残っていることである。第1章ですでに述べたように，不安は児の医学的所見，母親の特徴，家族の特徴との関連から検討されていた。NIの母親に関しては，児の医学的所見，すなわち，児の出生体重や出生在胎週数と不安との間に関連性を見出してはいないが，LBWIの母親は，児の出生体重が軽い，あるいは出生在胎週数が短い場合に，不安の程度が高いという（Choi,

1973；Gennaro, 1988；Gennaro et al., 1990)。しかしながら，児の重症度（出生体重，出生在胎週数，疾患などから総合的に判断する）と不安の程度との関連性は認められなかった（Gennaro, 1988；Gennaro et al., 1990)。これはおそらく，LBWI の母親は，医療者側が把握するようなより詳細な情報(出生体重，出生在胎週数，疾患などから総合的に判断する重症度）よりも，より目に付きやすい出生体重や出生在胎週数によって不安が喚起されやすいためと推測される。次に，母親の特徴との関連性については，NI の母親においては，初産婦で不安の程度が高まるとの研究があるが(水上他，1995；大賀他，1996)，LBWIの母親においては，有意差を見出していない（Brooten et al., 1988；Gennaro, 1988)。さらに，支援に関して，NI の母親においては，支援があると不安の程度が緩和されるとの研究があり（亀井他，1999；川島，1981)，LBWI の母親においても同様の指摘があったが（Doering et al., 2000)，この点についての研究は数少なかった。このように，不安に影響を与える諸因子との関連性を調査した研究は数少なく，また本邦ではまだ行われていない。

以上から，本章では，NICU 入院期間に示す母親の不安心理，すなわち不安の程度，不安の内容，不安への影響因子について，NI の母親と比較し，不安変遷や不安発生機序について考察を試みたい。

本研究を進めるにあたって課題となったのが，方法論であった。第 1 に，調査の方法についてである。これまで，プロスペクティブな方法（Casteel, 1990；Mason, 1963；Pederson et al., 1987) と，レトロスペクティブな方法（Bidder, 1974；藤本，1990；Smith et al., 1969) が用いられてきた。このうちレトロスペクティブな方法は，過去のことを思い出して回答してもらうため，過去と現在が混在して語られる可能性があり，その時の感情が反映されているか疑問が残るとされている（渡辺勉，1993)。そのため，本研究では，プロスペクティブな方法を用いて不安を調査する必要があると考えた。また，不安の測定方法については，これまで，インタビュー法（Bidder, 1974；Casteel, 1990；Mason 1963；Pederson et al., 1987；Smith et al., 1969) や質問紙法（Brooten et al., 1988；Choi, 1973；Doering et al., 2000；Gennaro, 1988) が用いられてきたが，

今回はより多くの母親を対象とすることと，母親の身体的負担を少なくする観点から，質問紙法を採択した。

第2に，調査時期の設定について，本研究では，母親の不安の程度と不安の内容を，NICUの期間を一括してとらえるのではなくより細かく捉え，さらにNIの母親と比較することとした。従来の産褥期の母親の不安研究では，主に日齢を基準として，不安の程度の変化を追跡することが多かったが（Gennaro, 1988；渡辺勉, 1993），本研究では，日齢よりもむしろ，児の入院期間中に母親が体験する出来事に注目することにした。なぜならば，この母親の体験から，周囲の状況に影響を受けやすい母親の不安心理の特徴を把握できると考え，さらに，児の入院期間を同値として扱うことで，NIの母親との比較も可能となると考えたためである。

そこで筆者は，東京都内の私立大学病院で行った，院内出生[*13]のLBWIの母子4事例を対象とした臨床場面の観察（臨床観察）から，母親の体験を軸にした指標を作成した。これらの臨床観察の中でも，出産直後から退院まで定期的に関わることができた1事例を以下に提示し，指標作成に至った経過を述べる。

2.1.1 指標作成
NICUでのある臨床観察事例の概略

母親（30代前半・初産）は，在胎週数28週6日に，腹部の緊張があり他院を受診するが，子宮口が8cm開大していたため，産科に母体搬送された。その後分娩室にて，児の心音が低下したため，緊急帝王切開となった。本児は男児で，出生体重998gの超低出生体重児[*14]であり，1分後，5分後のアプガースコア[*15]はそれぞれ2点，6点で仮死が認められたため，生後すぐに気管内挿

[*13] 院内出生とは，現在入院しているNICUと同じ病院で出生した場合をいう。一方，外部の病院で出生して搬送されてきた場合を院外出生という。
[*14] 超低出生体重児とは，LBWIの中でも特に，1000g未満の出生体重の児をいう。第5章付録1の「5.1 低出生体重児の定義」を参照。
[*15] 第5章付録1の「5.5 低出生体重児の疾病」を参照。

管を行い，NICUへの入院となった。肺が未熟な呼吸窮迫症候群[*16]に罹患していたが，薬物を投与し，改善が認められた。人工呼吸器を11日間装着した。約4ヶ月の入院であった。

　この母子の臨床観察は，1週間に1回，時間を決めて，14回行った。母親と初めて出会ったのは，日齢7で，児はNICUでインキュベーター[*17]と呼ばれる保育器に入っていた。母親の面会中に，主治医から筆者（以下観察者とする）を紹介してもらった際に，観察者が実習生であること，児の成長を一緒に見守っていきたいこと，母親の話も伺いたいことを母親に伝えると，母親は，快く了承してくれた。なお，観察資料の中で，＜＞はThの発言，「 」は母親の発言を示している。

NICUでのある臨床観察事例の経過

第1回（日齢6）

　自己紹介の後，母親は，児の現在の様子を「落ち着いてきました」「だいぶ顔が穏やかになりました」と初めの頃と比較し，安定してきたことを肯定的に話した。そこで，初めて児に面会した時のことを観察者が聞くと，「正直びっくりしました」「とても小さいので」と，穏やかだが少し顔を曇らせて語った。そして，「不安なことは，この子が安定してくるにつれて，私の方も楽になりました」と語ることから，現在の児の状況が初期と比べ母親を安心させていることが伝わってきた。しかし一方で，矢継ぎ早に様々な話題をテンポの速い調子で語る様子から，いまだ児の誕生をめぐる母親の不安も現れていると考えられた。観察者は，母親のこのテンポの良さを逆に痛々しく感じていた。

第2回（日齢10）

　母親はすでに退院しており，観察者に出会うとすぐに，前回の穏やかな感じ

[*16]　第5章付録1の「5.5 低出生体重児の疾病」を参照。
[*17]　インキュベーターとは，急性期の児が入る閉鎖型の保育器をいう。第5章付録1の「5.2 低出生体重児を取り巻く環境」に示した図5.4参照。

とはうって変わって,児のことよりもむしろ,自分の退院後の生活リズムの大変さについて語った。例えば,「夜おっぱいがはって,朝の5時に起きました。規則正しい生活が崩れてしまって」などである。退院の体験が母親に大きな変化を与えていることが観察者に伝わってきた。この回はすでに,児の呼吸器がはずれていたが,このことに関して,「全然顔が違って見えます」「こんな顔していたのか」と語り,少しずつ変化が認められる児について,今までの認識を修正している様子であった。

第3回（日齢32）
　すでに児の点滴がはずれ,保育器内の酸素を必要としなくなっていた。この回「赤ちゃんってかわいいですよね」と語り,児の生理的微笑[*18]に「何が楽しいの」と声をかけ,児を積極的に取り入れようとしていた。また,母親は児が自力で顔の向きを変えようとしている姿に「すごいことなんじゃないか」と感想を漏らす,また児の体の動きに合わせ,「ママだよ」などと声をかけるなど,児の成長を楽しんでいる様子であった。その一方,「呼吸を止めちゃう時もあるようで」と心電図モニターを注意深く見る母親から,観察者も緊張が増した。母親は依然として児の生存に関する不安を強く体感している様子であった。

第4回（日齢39）
　母親は,児のおむつ交換をしたことに,「やっぱり,人形とは違いますね。生きてるって感じがしました」と児の足を手のひらですっぽり包み,もむようなしぐさをしながら,にこにこと語った。また初めて保育器内で児を抱擁したことに,感慨深げな表情で「重いというか,生きているんだなあと」」と児の生存の重みを確かめるように観察者に語った。すると,自分の健康について,「出

[*18] 生理的微笑とは,生後まもなくから,睡眠期に外からの刺激なしに内生する微笑のことをいう。養育者が,児のこの生理的微笑を微笑として受け取り,快の状態であることを認識することに意味のあることと考えられている（二木・川井,1980）。

産後疲れた」ことや「家に帰っても眠い」などと，児と距離を置いたかたちで，母親自身のことについて話し始めた。

第5回（日齢46）
　児は，数日前に新生児回復期治療室[19]（growing care unit：以下GCUとする）に移動していた。母親は，児のミルクの量が増加したことに関して，「早く口からミルクを飲んでほしい」と児の発達への期待感を語った。また，「ピーナッツみたい」と児の頭の形を表現し，余裕を持って児を認識するようになった。一方で，保育器の中で，児をうつ伏せから仰向けにする初めての体験に「まだ怖くって」と顔を歪めて語った。このことから，新しい慣れない体験をすることは，母親にとって不安を呼び起こすことと考えられた。

第6回（日齢55）
　母親は，この回すでに児を保育器の外で抱くことを体験していた。そして，観察者に出会うと，児を抱きながら，保育器の外で抱く体験をしたことに関して，「結構重いのに驚きました」としみじみと嬉しそうに，さらに，「これから赤ちゃんらしくなるんですね」とほっとした表情で述べた。母親の，いとおしそうに児をみつめる姿が非常に印象的であった。しかし，第5回の臨床観察の際にも生じたように，保育器外抱擁という新しい体験によって，「首がかくかくして怖い」と不安も生じていた。

第7回（日齢60）
　母親は，保育器の外で児を抱きながら，「足を持って抱くと安定するみたい」と児を抱くこつについて嬉しそうに語り，自ら育児に参加できることに格段の味わいを得たかのようだった。抱いている間，「よちよち」「眠いの」「ママだよ」などと盛んに声をかけていた。また，「正面から見ると，赤ちゃんぽい。

---

[19] 新生児回復期治療室とは，急性期の状態から脱した児が入院する部屋をいう。第5章付録1の「5.2 低出生体重児を取り巻く環境」に示した図5.3を参照。

今はここ（頬）に肉がありませんけど，そのうちつきますかね」という児の成長への心配が軽く語られ，普通の赤ちゃんと同じかどうかが母親の関心の中心であった。

第8回（日齢67）
　母親は前日から保育器の外で児に哺乳瓶でミルクを飲ませることを体験していた。そしてこの回も保育器外で児に授乳していたが，母親は今までにないぐらいの真剣な表情をしており，観察者にその緊張感が伝わってきた。これは，初めて飲ませたとき，「（モニターの）数字が下が」り，「口のまわりが青くなった」という児の呼吸と哺乳の調節の難しさを体験したことからきていた。しかし，保育器の外で抱いていると，児が母親を見つめることが多くなり，「最近目がよく見えているような気がします」と児から母親への働きかけについて，にこにこと嬉しそうに語った。

第9回（日齢75）
　児が保育器からコット[20]に移床し，「抱きやすくなりました。看護師さんに頼まなくて良いから」と看護の手から離れ，自ら育児ができることへの喜びを述べた。しかし一方で，児の行動に戸惑う面も見られた。例えば，乳房から児に直接授乳した体験に関して，「大変でした。痛かった」や「なんだって顔していた。今までとは違うので…。飲みにくそう」と大変さを語った。児に確実に良いものを提供したいという，母親の強い思いがあるように思われた。

第10～13回（日齢82～102）
　児がコット室[21]に移動となり，モニターがなくなったことに関して「なんか心配」と語り，今までとは違う環境へと移ることに一時的な不安を述べた。

[20]　コットとは，新生児用のベッドをいう。第5章付録1の「5.2 低出生体重児を取り巻く環境」に示した図5.1を参照。
[21]　コット室とは，この病院では，退院間近の児が入院する部屋をいう。第5章付録1の「5.2 低出生体重児を取り巻く環境」に示した図5.1を参照。

しかしすぐに「退院後，児を連れて外出する時はどうすればいいのか」という具体的な疑問を語るなど，この変化を前向きに受け止める母親の様子も伝わってきた。また，退院前に行う検査の結果に「何か異常が出ないか」と心配した。

第14回（日齢109）
　退院の日程が決定しており，「部屋の片づけもしないといけないので，大変です」などと児を自宅で受け入れる準備をしている様子が理解できた。また，児に薬をあげる際，「薬をあげるので見てて下さい」と笑顔で述べ，母親の自信が観察者に伝わってきた。そしてこの後，まもなく退院となった。

NICUでのある臨床観察事例のまとめ
　以上のような臨床観察経過から，この母親の体験した出来事に注目し，母親の体験した出来事を順に整理したものが，表2.1[22]である。また，児の発達が，母親の体験に影響を与えていたために，児の発達も順に整理した（表2.2参照）。例えば，児の熱を作り出す能力が増し体温が安定するという発達が，保育器外で児を抱擁することを母親に可能にさせていたのである。
　この母親の体験した出来事や児の発達によって，母親がいかなる心理を示すか，その特徴を以下に記す。
　母親が児に初めて面会した際には，想像していた児との違いに驚き，母親は混乱した状況にいた。出産後数日経過し，児に触れる体験をした母親は，「だいぶ顔が穏やかになりました」と語り，母親のことばには安堵感があるものの，その語り口調からは依然として不安感もあるようだった（第1回）。
　母親が退院すると，自分の退院後の生活リズムの大変さを訴えた（第2回）。また，児の呼吸器がはずれ，顔がよく見られるようになると，「こんな顔していたのか」と児に対する今までの認識を修正していた（第2回）。その後，点

---
[22] なお，筆者がこの臨床観察を行った当時は，現在多くの病院で行われているカンガルー・ケアは実施されていなかった。母親の体験とカンガルー・ケアとの関連については，第3章の事例研究の考察でふれる。

表2.1 LBWI の母親の体験	表2.2 児の発達
児の声を聞く	清拭可能
夫から話を聞く	ミルク経管注入開始
児に面会する	呼吸器離脱
主治医に会う	保育器内酸素カット
受持ち看護師に会う	点滴が全部抜去
児へ声をかける	保育器内抱擁可能
児が動くのを見る	保育器外抱擁可能
児に触れる	ベースン浴可能
搾乳する	経口残注入可能
母退院	経口哺乳可能
保育器内抱擁	マーゲンチューブ抜去
保育器内おむつ交換	心電図取れる
保育器内哺乳瓶授乳	コットに移動
保育器外抱擁	サチュレーションモニタ取れる
保育器外哺乳瓶授乳	沐浴可能
コットでおむつ交換	直接授乳可能
直接授乳	コット室に移動
沐浴指導	自律哺乳開始
退院指導	退院前の検査
退院時期を決める	
医師から説明を聞く	

　滴がはずれ，酸素を必要としなくなるものの，依然として無呼吸発作を起こす児について，「呼吸をとめちゃう時もあるようで」と心配した（第3回）。

　児が発達してくると母親も徐々に児のケアに参加するようになった。おむつ交換や保育器内での抱擁を行うと，母親は児の生存の重みを実感する（第4，5回）。同時におむつ交換などの新しい体験をする際，母親は嬉しさと同時に怖さや不安も表現した。また，徐々に児の外見（「頭の形（第5回）」）に目がいくようにもなった。

　母親が，保育器の外で児を抱擁（保育器外抱擁）できるようになると，「やっと自分の子になった」などと児の確かさを認識するのと同時に，「首がかくかくしてこわい」と不安や怖さも現れた（第6回）。しかし，この体験を何度

か繰り返すと，児の扱いに慣れ，また児への話しかけも増えてくる（第7回）。そして，「頬に肉がない」などと正常成熟児と異なっているところがないかを隈無く探すようになった（第7回）。その後，母親は，哺乳瓶からの授乳の体験によって，「口の周りが青くなって，こわいなあ」などと再び児の現在の状況についての不安（呼吸状態など）を呼び起こされるようであった（第8回）。また，この授乳の最中，母親から緊張する様子が観察者に伝わってきた。

　児が，保育器からコットに移床し，乳房からの直接の授乳を体験すると，この体験について，喜びと同時に大変さも訴えた（第9回）。児のモニターが取れると今度は，GCUからコット室へと今までとは異なる環境に移ることへの不安が語られやすかった（第10～13回）。さらに，児の退院前の検査が始まると，その結果が大丈夫かという心配を語った。そして，徐々に退院後へと目が向き，「家に帰って寝なかったらどうすればいいか」などの具体的な質問が現れ，退院後の現実的な問題が焦点となってきた（第10～13回）。退院直前になると，母親は児のケアを自信を持って行うようになっていた（第14回）。

NICUにおける指標

　以上の臨床観察経過で整理したことを基に，母親の体験した出来事の中でも，特に母親の心理に大きな影響を与えている体験を取り出し，NICUの期間を区分するために指標を作成した（表2.3参照）。その体験とは，(a) 母親が退院すること，(b) 母親が初めて児を保育器の外で抱擁すること，(c) 母親が初めて児に直接授乳することであるが，これらについては何人かの研究者も注目している（Cramer, 1985；サモンズ・ルイス, 1990；横尾・内田, 1988）。

　つまり，母親が退院することで，児との物理的な距離や母親の生活が変化し，このような状況に母親は身体的にも心理的にも慣れなければならないのである。母親が初めて保育器の外で児を抱擁する体験は，今まで保育器に阻まれていた親子が直に出会うことを可能にさせ，児との感覚をより確かなものにしていた。母親が初めて児に直接授乳する体験は，母親がより積極的に児との関係性を育むことを可能にさせ，母親の自信に繋がっていた。

表2.3 母親の体験段階チェックリスト（LBWI版）(MESCL (LBWI))

MESCLステージ	母親の体験
Ⅰ	児の声を聞く 夫から話を聞く 児に面会する 主治医に会う 受持ち看護師に会う 児へ声をかける 児が動くのを見る 児に触れる 搾乳する
Ⅱ	**母退院** 保育器内抱擁 保育器内おむつ交換 保育器内哺乳瓶授乳
Ⅲ	**保育器外抱擁** 保育器外哺乳瓶授乳 コットでおむつ交換
Ⅳ	**直接授乳** 沐浴指導 退院指導 退院時期を決める 医師から説明を聞く

　臨床観察からさらに理解されたことは，これらの母親の体験は，児の発達と密接な関連をしていたことである。このことからも，母親の体験を捉えることは，その背後に児の発達の経過も捉えることとなり，母親の体験を指標として捉えることが有用となると予測される。

　以上から，NICU入院期間を，母親の3つの体験を軸に4ステージに区分した。すなわち，ステージⅠは，出産後から母親が退院する前までの出産直後のステージである。ステージⅡは，母親の退院に始まり，保育器内で児を抱擁する，あるいは保育器内で哺乳瓶により授乳する保育器内での関わりのステージである。ステージⅢは，保育器外で児を抱擁する，あるいは哺乳瓶から授乳す

る保育器外での関わりのステージである。ステージⅣは，乳房から直接授乳する直接授乳のステージである。この母親の体験段階をチェックするリストを母親の体験段階チェックリスト（mother experience stage check list：以下MESCLとする）（表2.3参照）[23]と名づけた。

　NIの母親も同様に，入院期間における，母親の心理に影響を与える母親の体験を整理することで，LBWIの母親とNIの母親との比較が可能となるため，出産後から退院までの母親の体験を軸に4ステージに区分することとした。以下にNIの母親の体験を整理した結果を示す。

NIの母親の体験と指標

　LBWIとは別に，筆者が，NIの母親が入院期間中に体験する出来事を時系列に整理した。調査を行った病院は，産褥0日は，母子異室で，第1日の授乳指導が行われた後から母子同室となる管理体制であった。その後，調乳指導，沐浴指導，退院指導（退院後の生活について），退院前検診という過程を経て退院となった。これらの体験を，LBWIと同様に，4ステージに分け，母親の体験段階チェックリスト（NI版）を作成した（表2.4参照）。

　ステージⅠの特徴は，分娩直後の児との交流から，病室に移り，児に面会するまでの自分の体をゆっくりと休めるステージといえる。ステージⅡは，初回授乳指導に始まり，初めての母乳を児に与えるという，育児への第一歩を踏み出すステージである。ステージⅢは，調乳指導や，沐浴指導を体験する退院後の児との生活を考え始めるステージである。ステージⅣは，さらに退院指導が行われ，児との体験を積み重ね，退院を目前にしたステージといえる。

　このように，児の入院期間を，母親の体験する出来事から4ステージに区分したことで，LBWIの母親とNIの母親を比較することが可能となった。以下に，このMESCLを用いて，NICU入院期間中の母親の不安心理をNIの母親と比較して捉える際の課題を示す。

---

[23] すでに述べたように，母親の体験とカンガルー・ケアについては，第3章の事例研究の考察でふれる。

表2.4　母親の体験段階チェックリスト（NI版）（MESCL（NI版））

MESCLステージ	母親の体験
I	分娩直後児に触れる 分娩直後児への声かけ 児を抱く 家族と一緒に児に面会
II	初回授乳指導 おむつ交換 授乳（直接母乳）
III	調乳指導 沐浴指導
IV	退院指導 退院前検診

2.1.2　本研究の課題

　本書の主目的は，NICU入院中のLBWIの母親の不安変遷と不安発生機序を，NIの母親との比較を通じて明らかにすることである。そのために，本章では以下の4点の課題について検証していく。

1. NICU入院中に，LBWIの母親が示す不安の程度は，NIの母親よりも高く，このLBWIの母親の不安の程度は，NICU入院中に（MESCLステージで）変化するのではないか。
2. NICU入院中に，LBWIの母親の不安に影響を与える諸因子はどのようなものがあるのか。
3. NICU入院中に，LBWIの母親の抱く不安の内容はどのようなものがあるのか。NIと大きくは変わりないのではないか。これらの不安の内容は，NICU入院中に（MESCLステージで）変化するのではないか。
4. NICU入院中に，LBWIの母親が示す不安は，各MESCLステージでどのような特徴を示すのか。

　以上の4点についてNIの母親と比較しながら検討し，LBWIの母親の示す不安変遷と不安発生機序について考察する。

2.2 方法

2.2.1 調査対象者

調査対象者は，東京都内の私立大学病院の NICU に入院中の 2500 g 以下の LBWI の母親 61 名（平均年齢 30.25 歳）であった。児の平均出生体重は 1792.68 g，平均出生在胎週数は 34.19 週であった。LBWI の母親には，次回面会時までにアンケート用紙に記入，持参させた。調査期間は，1998 年 7 月から 2000 年 12 月であった。比較対照群は，都立病院の産婦人科に入院中の，NI の母親 94 名（平均年齢 29.90 歳）であった。児の平均出生体重は 3097.55 g，平均出生在胎週数は 39.45 週であった。NI の母親には，病棟入院中にアンケート用紙に回答させた。調査期間は，1998 年 7 月から 1998 年 12 月であった。

すべての母親に，本調査研究の主旨を口頭で説明し了承を得た。また，等質性を確保するため，先天異常[*24] のある児，多胎児，院外出生児の母親は除外した。なお，本研究は，横断研究であり，母親は 1 回のみアンケート調査に参加した。

2.2.2 調査内容

母親が記入するアンケート用紙は，母親への依頼文とともに心理・社会・経済的状況記述欄の 9 項目，自由記述欄（母親の現在の不安や気持ちを問う）の 9 項目，日本版状態・特性不安検査（State-Trait Anxiety Inventory：以下 STAI とする）（水口他，1991）の 40 項目から構成されていた（第 6 章付録 2 参照）。

調査側は，出産状況を把握するために，今回の分娩方法，母親の分娩歴，児の医学的所見（出生体重，出生在胎週数，1 分後のアプガースコア，5 分後のアプガースコア），児の性別を用いた。その他に，母親がアンケート記入時点

[*24] 先天異常とは，出生前に発生要因があり，出生時にすでにその異常が存在する形態的あるいは機能的異常の総称であり，先天奇形，先天性代謝異常，神経・筋疾患，内分泌疾患，血液・免疫疾患などがある（井出，2006）。

で前述のMESCLのどのステージにいるかをチェックした。
　以下，本調査研究で用いた心理・社会・経済的状況記述欄，自由記述欄，日本版STAIについて説明する。

心理・社会・経済的状況記述欄
　母親の特性を調査するために母親の年齢，母親の最終学歴，母親の職業の3項目と，家族状況を調査するために現在の同居者，家庭内での支援人数，家庭外での支援人数，夫の精神的支援，夫の実質的支援，家族の年収の6項目を設定した。
　母親の年齢は，現在の年齢を記入させた。
　母親の最終学歴は，中学校卒業，高等学校卒業，専門学校卒業，短期大学卒業，大学卒業，大学院卒業から選択させた。
　母親の職業は，会社員，自営業，専門職，主婦から選択させた。
　現在の同居者については，具体的に誰かを記入させ，調査者が核家族か拡大家族のどちらかに分類した。
　家庭内での支援人数とは，"普段，あなたと一緒に住んでいる方で，育児や家事のことを手伝ってくれる方はいますか"にいるか，いないかで回答させ，いる場合に具体的に誰かを尋ね，調査者が人数を集計した。家庭外での支援人数とは，"普段，あなたと一緒に住んでいない方で育児や家事のことを手伝ってくれる方はいますか"にいるか，いないかで回答させ，いる場合に具体的に誰かを尋ね，調査者が人数を集計した。さらに，これらの回答内容から，実母の支援の有無，義母の支援の有無を把握した。
　夫の精神的支援は，"あなたの夫は，あなたの気持ちをどの程度理解してくれていると思いますか"に，全く理解してくれないから非常に理解してくれるまでの6件法で回答させた。夫の実質的支援は，"あなたの夫は，育児や家事のことをどの程度手伝ってくれますか"に，全く手伝ってくれないからとてもよく手伝ってくれるまでの6件法で回答させた。
　家族の年収については，200万円未満，200万円以上400万円未満，400万

円以上600万円未満，600万円以上800万円未満，800万円以上から選択させた。

自由記述欄

母親が抱く不安の対象がどのようなものかを捉えるために自由記述欄を設定した。第1に，"現在気になっていることや，心配な点，不安に思っていることがありましたらお書き下さい"と記し，(a) 赤ちゃんについて，(b) お母さん自身について，(c) 今後の生活について，(d) 夫とのことについて，(e) 他の家族について，(f) 経済的問題について，(g) 新生児集中治療室について(NIの母親には「病院について」と表現)，(h) その他，の8項目を自由に記述させた。

第2に，母親が現在抱いている不安を全体的に捉えるための項目で，"お子さんが新生児集中治療室に入院されたことで（NIの母親には"出産したことで"と表現），現在，お母さんはどのようなことを感じたり，考えたりしていますか"にも回答させた。

日本版状態・特性不安検査（日本版STAI）

母親の不安の程度の測定には，刻々と変化する不安状態(状態不安尺度)と，不安になりやすい性格傾向（特性不安尺度）を測定できる，日本版STAIの状態不安尺度と特性不安尺度を利用した。両尺度とも，4件法からなっており，高い得点ほど，より高い不安水準を示している。また，信頼性と妥当性もよく検証されている。

2.3　結果

2.3.1　児と母親の属性

児の属性については，出生体重，出生在胎週数，1分後のアプガースコア，5分後のアプガースコア，性別を検討した。母親の属性については，年齢，分

娩歴，分娩方法，母親の最終学歴，母親の職業，家族形態，家族の年収，夫の精神的支援，夫の実質的支援を検討した。その結果は，表2.5に示した通りである。

まず，児の属性に関して，平均出生体重，平均出生在胎週数は t 検定を，1分後のアプガースコア，5分後のアプガースコアはMann-WhitneyのU検定を，性別は χ^2 検定を行い，両母親群を比較した。

その結果，LBWIの平均出生体重（1792.69g）は，NI（3097.55g）と比して有意に少なかった（$t(108.835) = -20.002$，$p<.001$）。また，平均出生在胎週数に関しても，LBWI（34.19週）はNI（39.45週）よりも有意に短かった（$t(68.367) = -11.086, p<.001$）。さらに，1分後，5分後のアプガースコアにおいてもLBWIとNIで有意差が認められた（順に，$z = -8.959, p<.001$）（$z = -3.401, p<.001$）。表2.5には，正常値とされる8点以上の児の割合を示したが，1分後，5分後の順に，NIは98.9%，100.0%であるのに対して，LBWIは43.1%，79.3%と少なかった。一方，児の性別の現れ方に有意差は認められなかった（$\chi^2(1) = .864, n.s.$）。表2.5には，男児の割合を示したが，両群とも男女比がほぼ半々

表2.5 対象児と母親の特性（括弧内は標準偏差）

	LBWI[a]	NI[b]	
児の平均出生体重	1792.69(±427.26)g	3097.55(±344.60)g	***
児の平均出生在胎週数	34.19(±3.58)週	39.45(±1.17)週	***
1分後AP[c]；8点以上の割合	43.1%	98.9%	***
5分後AP；8点以上の割合	79.3%	100.0%	***
性別；男児の割合	54.1%	52.7%	n.s.
母親の平均年齢	30.25(±4.55)歳	29.90(±4.89)歳	n.s.
母親の分娩歴；初産婦の割合	70.5%	54.3%	*
分娩方法；帝王切開の割合	38.3%	5.4%	***
母親の最終学歴；短期大学以上の割合	47.5%	47.3%	n.s.
母親の職業；主婦の割合	63.9%	81.9%	*
家族形態；核家族の割合	93.2%	82.8%	n.s.
家族の年収；400－800万円の割合	52.7%	55.1%	n.s.
夫精神的支援；理解してくれるの割合	93.1%	88.3%	n.s.
夫実質的支援；よく手伝うの割合	35.6%	19.4%	*

*$p<.05$ ***$p<.001$
a) N=61 b) N=94 c) アプガースコア

であった。
　次に母親の属性に関して，母親の平均年齢は t 検定を，母親の分娩歴，分娩方法，母親の職業，家族形態は χ^2 検定を，母親の最終学歴，家族の年収，夫の精神的支援，夫の実質的支援は，Mann-Whitney の U 検定を行い，両母親群を比較した。
　その結果，母親の平均年齢は，LBWI が 30.25 歳，NI が 29.90 歳と有意差は認められなかった（$t(153) = .437, n.s.$）。しかし，分娩歴は，初産婦と経産婦で比較すると有意差が認められ，LBWI の母親には，初産婦の割合が，70.5% と NI の母親の 54.3% よりも多かった（$\chi^2(1) = 4.086, p<.05$）。分娩方法は，LBWI の母親に帝王切開の割合（38.3%）が NI の母親（5.4%）より多かった（$\chi^2(1) = 26.155, p<.001$）。また，母親の最終学歴は，両群で有意差は認められなかった（$z = -1.291, n.s.$）。表 2.5 には，短期大学以上の卒業の割合を示したが，両群ともに，50% 弱であった。さらに，母親の職業についても，両群で有意差は認められなかった（$\chi^2(1) = 8.126, n.s.$）。表 2.5 には，主婦の割合を示したが，LBWI の母親が 63.9%，NI の母親が 81.9% と主婦の割合がその他の職業に比して多かった。そして，家族形態も，核家族か拡大家族かで比較したが有意差は認められなかった（$\chi^2(1) = 3.433, n.s.$）。表 2.5 には，核家族の割合を示したが，LBWI の母親が 93.2%，NI の母親が 82.8% と両群ともに 80% 以上であった。さらに家族の年収も両群で有意差は認められなかった（$z = -.105, n.s.$）。表 2.5 に示したとおり，400 万円以上 800 万円未満が LBWI の母親は，52.7%，NI の母親は 55.1% であった。その他，夫の精神的支援がどの程度かを両群で比較したが，有意差は認められなかった（$z = -.312, n.s.$）。表 2.5 に示したように，少しは理解してくれている，だいたい理解してくれる，非常に理解してくれるに回答した人数を合計した値から割合を算出すると（理解してくれていると回答した割合），LBWI の母親は 93.1%，NI の母親は 88.3% と両群ともに多かった。しかし，夫の実質的支援に関しては両母親群で有意差が認められた（$z = -2.411, p<.05$）。すなわち，少しは手伝ってくれる，まあまあ手伝ってくれる，とてもよく手伝ってくれるに回答した人数を合計した値か

ら割合を算出すると，LBWIの母親は89.8%，NIの母親は88.2%と両群ともに多かったのだが，このうち，とてもよく手伝ってくれると回答した母親が，LBWIは35.6%に上り，NIの19.4%に比して多かったのである。

以上から，両母親群は，当然のことながら，児の平均出生体重や分娩方法などの出産状況に関しては有意差が認められたが，心理・社会・経済的特性はほぼ同じであった。なお，母親の分娩歴では有意差が認められ，LBWIの母親に初産婦の割合が多かったが，すでに第1章で述べたようにLBWIの母親の分娩歴と不安の程度との関連性についてはこれまでの研究では認められておらず，結果に大きく作用することはないと推測される。

2.3.2 MESCLステージの対象者の該当人数

各ステージに該当する母親の人数，児の平均日齢は，表2.6で示したとおりである。継続的に追跡することは，母親の負担が大きく，限界があったため，1人の母親は1つのステージにのみ該当している。

表2.6 MESCLステージの対象者の人数と日齢（括弧内は標準偏差）

ステージ	LBWI（N=61）母親人数	日齢	NI（N=94）母親人数	日齢
ステージI	21	4.43（±2.89）	16	0.50（±0.63）
ステージII	14	9.07（±4.46）	31	1.65（±0.75）
ステージIII	12	20.00（±27.84）	19	3.05（±1.90）
ステージIV	14	34.93（±24.26）	28	3.64（±1.10）

2.3.3 不安の程度

STAIの特性不安と状態不安の平均得点について，母親群（LBWIの母親とNIの母親）とMESCLステージ（ステージI，II，III，IV）を要因とした2元配置の分散分析を行った。なお，有意水準は5%とした。また，本文中，結果は図示したが，詳細な数値については第7章付録3に記載したのでそちらを参照していただきたい。

特性不安得点

　特性不安得点については，交互作用，母親群の主効果，MESCLステージの主効果は認められなかった（順に（$F(3,145) = 0.298, n.s.$）（$F(1,145) = 0.688, n.s.$）（$F(3,145) = 1.036, n.s.$））（図2.1参照）。この結果から，不安特性が両母親群で同程度であることが分かった。

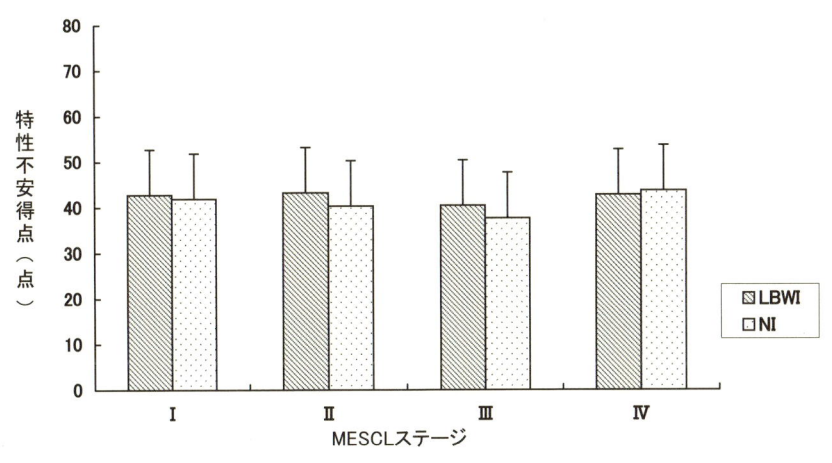

図2.1：特性不安得点

状態不安得点

　一方，状態不安得点について，交互作用は認められなかった（$F(3,146) = 1.540, n.s.$）ものの，母親群に主効果が認められ，LBWIの母親の平均得点の方が，NIの母親よりも高かった（$F(1,146) = 39.735, p<.001$）（図2.2参照）。なお，MESCLステージの主効果は認められなかった（$F(3,146) = 0.883, n.s.$）。

2.3.4　不安への影響因子

　産褥期の不安に影響している諸因子はどのようなものかを調べるために，STAIの状態不安得点と，児の医学的所見，母親の特徴，家族の特徴との関連を解析した。

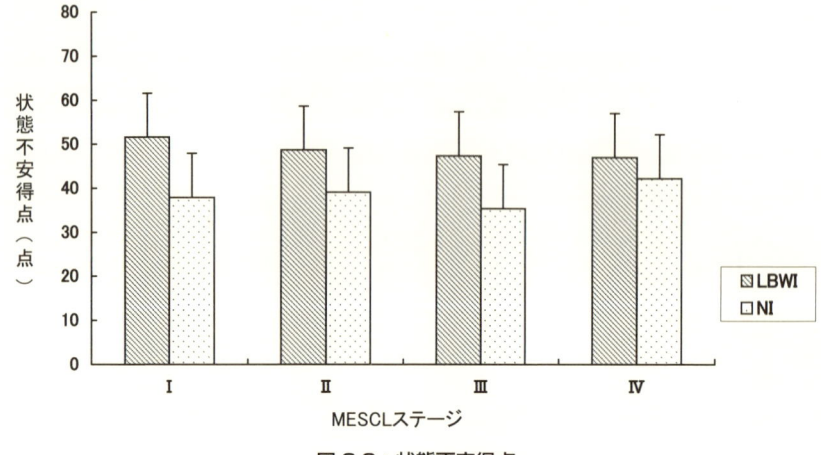

図2.2：状態不安得点

児の医学的所見との関連性

　児の医学的所見との関連性について検討するために，STAIの状態不安得点と，出生体重，出生在胎週数との間でPearsonの積率相関係数を，LBWIの母親，NIの母親ごとに求めた（表2.7）。

　その結果，LBWIの母親において，出生体重，出生在胎週数について，弱い負の相関が認められた（順に（$r = -.278$, $p<.05$）（$r = -.363$, $p<.01$））。一方，NIの母親に関しては，出生体重，出生在胎週数についてどちらも相関は認められなかった（順に（$r = -.053$, n.s.）（$r = .015$, n.s.））。

表2.7　状態不安得点と児の医学的所見との相関係数

	LBWIの母親	NIの母親
児の出生体重	−.278 *	−.053 n.s.
児の在胎週数	−.363 **	.015 n.s.

*$p<.05$　**$p<.01$

母親の特徴との関連性

　母親の特徴との関連性について検討するために，STAIの状態不安得点と，

第 2 章　調査研究による低出生体重児の母親の不安の検討

母親の年齢，母親の特性不安得点との間で Pearson の積率相関係数を，また，母親の最終学歴との間で Spearman の順位相関係数を，LBWI の母親，NI の母親ごとに求めた。その他に，出産経験の有無について状態不安得点の平均値の差を t 検定を行って比較した。

その結果，母親の年齢との間に，LBWI の母親では相関が認められなかったが ($r = .016$, n.s.)，NI の母親では弱い負の相関が認められ ($r = -.227$, $p<.05$)，NI の母親の場合，年齢が低いと不安が高かった（表 2.8）。

表 2.8　状態不安得点と母親の特性との相関係数

	LBWI の母親		NI の母親	
母親の年齢	.016	n.s.	−.227	*
母親の最終学歴	−.277	*	−.149	n.s.
母親の特性不安	.384	**	.460	**

*$p<.05$　**$p<.01$

また，母親の最終学歴との間に，LBWI の母親では弱い負の相関が認められ ($r_s = -.277$, $p<.05$)，学歴が低いと不安が高かった。NI の母親では相関は認められなかった ($r_s = -.149$, n.s.)。

さらに，特性不安得点との間に，LBWI の母親，NI の母親両群ともに正の相関が認められ（順に，($r = .384$, $p<.01$) ($r = .460$, $p<.01$)），不安の高さが，特性不安の高さと関連していることが分かった。

次に，出産経験については，初産婦と経産婦とに分類して，STAI の状態不安得点の平均値の差を t 検定を行って比較した（表 2.9）。その結果，LBWI の母親においては有意差は認められなかったが ($t(45.615) = 0.508$, n.s.)，NI の母親においては有意差が認められた ($t(91) = 2.611$, $p<.05$)。すなわち，NI の母親の場合のみ，経産婦よりも初産婦の方が状態不安得点の平均値が高かった。

表 2.9　出産経験による状態不安得点の比較（括弧内は標準偏差）

	初産婦	経産婦	t 値	df	p 値
LBWI の母親	49.37(±10.68)	48.16(±7.39)	0.508	45.615	.614 n.s.
NI の母親	41.31(±10.01)	36.46(±7.45)	2.611	91	.011*

*$p<.05$

家族の特徴との関連性

　家族の特徴との関連性について検討するために，STAI の状態不安得点と，家族の年収，夫の精神的支援，夫の実質的支援との間で Spearman の順位相関係数を，家庭内での支援人数，家庭外での支援人数との間で Pearson の積率相関係数を LBWI の母親，NI の母親ごとに求めた。また，家族の形態（核家族・拡大家族），実母の支援の有無，義母の支援の有無については，母親群ごとに状態不安得点の平均値の差を t 検定を行って比較した。

　その結果，家族の年収との間では，LBWI の母親，NI の母親ともに相関は認められなかった（順に，($r_s = -.066$, n.s.）($r_s = -.162$, n.s.））（表 2.10 参照）。

　次に，夫の支援体制との関連をみると，夫の精神的支援との間では，LBWI の母親，NI の母親ともに相関は認められなかった（順に（$r_s = -.118$, n.s.）（$r_s = -.082$, n.s.））。夫の実質的支援との間でも，LBWI の母親，NI の母親ともに相関は認められなかった（順に（$r_s = -.034$, n.s.）（$r_s = .026$, n.s.））。

　そして，支援人数との関連性を探るため，同居している人で家事や育児を手伝ってくれる人が何人いるかの家庭内での支援人数と，同居していない人で，家事と育児を手伝ってくれる人が何人いるかの家庭外での支援人数について検討した。その結果，家庭内での支援人数との間では，LBWI の母親，NI の母親とも相関は認められなかった（順に（$r = .080$, n.s.）（$r = .069$, n.s.））。しかし，家庭外での支援人数との間では，LBWI の母親で相関は認められなかったものの（$r = -.033$, n.s.），NI の母親に関しては，弱い負の相関が認められ（$r = -.205$, $p<.05$），家庭外での支援人数が少ないと不安が高かった。

表 2.10　状態不安得点と家族の特徴との相関係数

	LBWI の母親		NI の母親	
家族の年収	−.066	n.s.	−.162	n.s.
夫の精神的支援	−.118	n.s.	−.082	n.s.
夫の実質的支援	−.034	n.s.	.026	n.s.
家庭内での支援人数	.080	n.s.	.069	n.s.
家庭外での支援人数	−.033	n.s.	−.205	*

*$p<.05$

さらに，実母の支援と義母の支援の有無との関連性を探るため，支援がある場合とない場合とで，状態不安得点の平均値の差を t 検定を行って比較した（表2.11 参照）。その結果，LBWI の母親に関しては，実母の支援，義母の支援の有無で，状態不安得点の平均値の差は認められなかった（順に，($t(59) = -0.191$, $n.s.$）($t(59) = 0.436, n.s.$））。一方，NI の母親に関しては，義母の支援の有無で，状態不安得点の平均値の差は認められなかったが（$t(91) = 0.343, n.s.$），実母の支援の有無では有意差が認められた（$t(91) = 2.581, p<.05$）。すなわち，実母の支援がないと不安が高かった。

表2.11 実母と義母の支援による状態不安得点の比較（括弧内は標準偏差）

		支援なし	支援あり	t 値	df	p 値
LBWI の母親	実母	48.72（±11.55）	49.21（±8.50）	−0.191	59	.849 n.s.
	義母	49.38（±9.20）	48.19（±11.17）	0.436	59	.665 n.s.
NI の母親	実母	42.01（±10.31）	37.13（±7.89）	2.581	91	.011 *
	義母	39.29（±9.00）	38.58（±9.78）	0.343	91	.732 n.s.

*$p<.05$

また，家族形態について，核家族と拡大家族とで，状態不安得点の平均値の差を t 検定を行って比較した。その結果，LBWI の母親，NI の母親ともに，状態不安得点の平均値の差は認められなかった（$t(56) = -.350, n.s.$）（$t(34.16) = .861, n.s.$）（表2.12）。

表2.12 家族形態による状態不安得点の比較（括弧内は標準偏差）

	核家族	拡大家族	t 値	df	p 値
LBWI の母親	48.94（±10.17）	50.75（±5.50）	−.350	56	.728 n.s.
NI の母親	39.31（±9.79）	37.69（±6.03）	.861	34.160	.395 n.s.

以上から，LBWI の母親は，児の出生体重が軽い，出生在胎週数が短い，母親の学歴が低い場合に，STAI の状態不安得点が高かった。一方，NI の母親は，初産婦，若年齢の場合，家庭外での支援人数が少ない場合，実母の支援がない場合に，STAI の状態不安得点が高かった。

2.3.5 不安の内容

母親が自由記述欄に記入した回答は次の手順で分析した。1. 自由記述回答からKJ法（データをbottom-up式に整理する方法）（川喜田，1986）に準じた形で母親の現在の不安や気持ちを整理した。2. それぞれの母親が，1で整理した項目（不安やその他の情緒）に該当するか検討した。3. これらの不安や情緒が表現されているか，いないかの割合で，すなわち出現頻度を用いて，ステージごとに集計した。

まず，LBWIとNIの母親の自由記述回答をKJ法に準じた形で整理した結果，両母親に現れた12の共通項目（表2.13参照）と，LBWIの母親のみに現れた特徴項目（表2.14参照）が認められた。

表2.13　共通項目
児の状況への不安
児の発達への不安
育児への不安
育児への期待
母親自身の体調への不安
今後の母親自身の身体精神面への不安
母乳に関する不安
母親自身の仕事への不安
夫の身体精神面への不安
夫との関係性への不安
夫への信頼
祖父母への不安
祖父母への感謝
祖父母への罪責感
病院への不安
病院への信頼
経済面への不安
出産への安堵喜び
出産の実感のなさ

表2.14　LBWIの母親の特徴項目
児との分離不安
児への安堵感
児への罪責感
夫への罪責感
児へのショック

本研究では、これらの項目の中でも不安に関連する項目について扱った。不安項目は、12 の共通項目と 1 の特徴項目を併せ、13 項目となった（表 2.15 参照）。第 1 章の問題と目的で整理したように、一般に産褥期の母親が抱きやすい不安は、児、母親自身の身体、育児、家族についての 4 点が報告されていた。そこで、本研究では、表 2.15 の不安内容のうち、この時期に特徴的である、児の状況への不安、児の発達への不安、育児への不安、母親自身の体調への不安、母乳に関する不安、夫との関係性への不安の 6 項目と、LBWI の母親の特徴項目であった分離不安を取り上げ、合計 7 項目を分析の対象とした。それぞれの項目について、母親が記述した内容を取り上げ、以下に整理した。

表 2.15　共通項目と特徴項目から抽出した不安内容

児の状況への不安
児の発達への不安
育児への不安
母親自身の体調への不安
今後の母親自身の身体精神面への不安
母乳に関する不安
母親自身の仕事への不安
夫の身体精神面への不安
夫との関係性への不安
祖父母への不安
病院への不安
経済面への不安
分離不安

児の状況への不安とは、児の医学的状況にまつわる不安、児の行動特性にまつわる不安、児の外見にまつわる不安を統合したものである。これらの不安はどれも、LBWI と NI の両群の母親から訴えが認められた。LBWI の母親の多くは、児の医学的状況にまつわる不安を記述し、NI の母親の多くは、児の行動特性にまつわる不安と児の外見にまつわる不安を記述していた。具体的に、児の医学的状況にまつわる不安とは、「肺の機能はどうか」「呼吸を止めてしまう」「感染症は治るか」「黄疸が心配」「検査の結果はどうか」などである。児

の行動特性にまつわる不安とは,「あまり泣かない」「哺乳力が弱く母乳を飲まない」「夜泣きがある」「げっぷがへた」などである。児の外見にまつわる不安とは,「顔の湿疹」「頭の形」「髪の毛の量（が多い,少ない）」などである。次に述べる児の発達への不安が,今後や将来の不安であるのに対して,この児の状況への不安は現在についての不安である。

　児の発達への不安とは,「順調に病気なく育つか」「これから異常が生じないか」「病気や怪我をしないか」「後遺症がでないか」「障害が残らないか」「ちゃんと生きていけるか」など,児の発達発育に関する不安である。

　育児への不安とは,「うまく子育てできるか」「退院後の生活がイメージできない」「男の子の育て方がわからない」「どう接していいか分からない」といった漠然とした記述から,「日常の買い物や外出をどのようにしようか」「急な病気への対処方法は」「離乳食の時期はいつか」などの具体的な記述まであった。また,「仕事と育児の両立」「夫婦だけの生活から子ども中心に切り替えられるか」など母親自身のアイデンティティに関連した形での記述も認められた。

　母親自身の体調への不安とは,「体力が元に戻るか」「体型が元に戻るか」「傷が元通りに戻るか」「高血圧が心配」など,現時点での母親自身の体調や体型に関しての不安である。

　母乳に関する不安とは,「母乳がよくでるか」「母乳の量が少ない」など母乳分泌に関する不安である。

　夫との関係性への不安とは,「今後どれくらい育児・家事に協力してくれるか」「仕事が忙しく話せない」「夫との2人の時間を持つことができるか」など,夫が協力的か,話し合うことができるかへの不安である。

　分離不安とは,LBWIの母親に特徴的な項目であった。「子どもと離れるので眠れなくなる」「離れて暮らすことでコミュニケーションが取れないので不安」「あまり面会に来られないので心配」「自分の存在が遠い気がする」などと児と離れてしまうことへの不安である。

2.3.6 各不安内容のステージ変遷

自由記述回答の分析から整理された，児の状況への不安，児の発達への不安，育児への不安，母親自身の体調への不安，母乳に関する不安，夫との関係性への不安，分離不安のステージ変遷をみるために，母親群とMESCLステージを要因とし，これらの7項目それぞれを従属変数とする2元配置の分散分析を行った。そして，有意差が認められた場合に，Ryan法により多重比較を行った。なお，統計処理に際しては，角変換値を用い，有意水準は5%とした。また，本文中，結果は図示したが，詳細な数値については第7章付録3に記載したのでそちらを参照していただきたい。

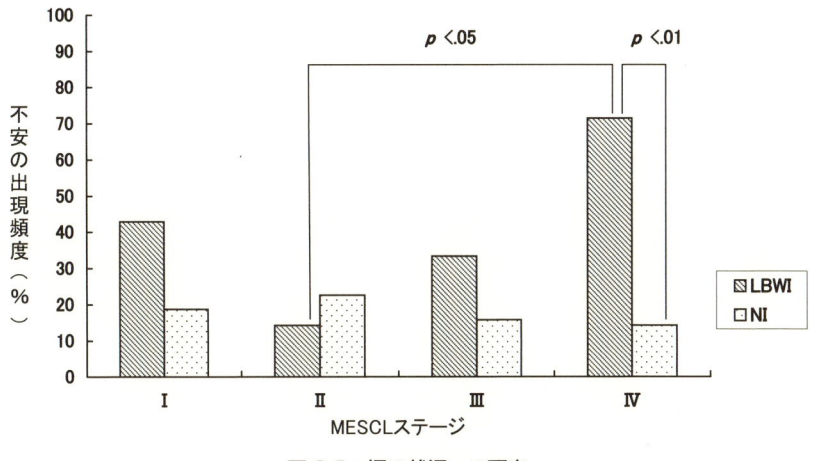

児の状況への不安

児の状況への不安は，交互作用と母親群の主効果が有意であった（順に，($\chi^2(3) = 9.321$, $p<.05$）（$\chi^2(1) = 8.480$, $p<.01$））が，MESCLステージの主効果は有意ではなかった（$\chi^2(3) = 4.986$, $n.s.$）（図2.3参照）。そこで，MESCLのステージごとに母親群の単純主効果の検定を行ったところ，ステージⅣにおい

図2.3：児の状況への不安

て，LBWI の母親の方が NI の母親よりも有意に高い出現率であった（$\chi^2(1) = 13.424, p<.01$）。

さらに，MESCL ステージの単純主効果を母親群ごとに検定すると，LBWI の母親において有意であったため（$\chi^2(3) = 13.836, p<.01$），MESCL の各ステージ間の多重比較を行うと，MESCL ステージⅣは，ステージⅡよりも有意に高い出現率であった（$\chi^2(1) = 13.424, p<.05$）。しかし，NI の母親における MESCL ステージの単純主効果は有意ではなかった（$\chi^2(3) = 0.471, n.s.$）。

児の発達への不安

第2の児の発達への不安については，交互作用は有意ではなかった（$\chi^2(3) = 7.572, n.s.$）が，母親群の主効果，MESCL ステージの主効果は有意であった（順に，（$\chi^2(1) = 19.854, p<.01$）（$\chi^2(3) = 11.568, p<.01$））（図 2.4 参照）。そこで，下位検定を行い，MESCL のステージの主効果を求めると，ステージⅠはステージⅡよりも高い出現率であった（$\chi^2(1) = 10.763, p<.05$）。

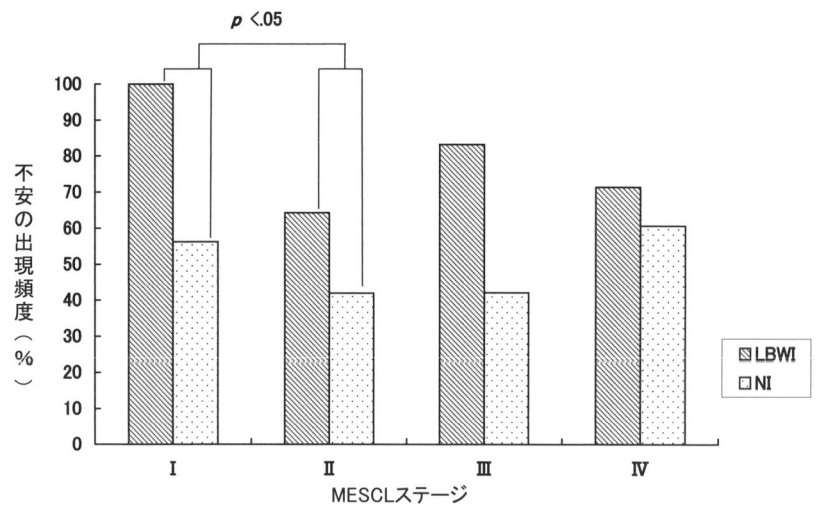

図 2.4：児の発達への不安

育児への不安

　第3の育児への不安については，交互作用，母親群の主効果，MESCLステージの主効果は有意ではなかった（順に，（$\chi^2(3) = 0.616, n.s.$）（$\chi^2(1) = 1.812, n.s.$）（$\chi^2(3) = 2.623, n.s.$））（図2.5参照）。しかしながら，MESCLステージにおける推移をみると，両母親群とも徐々に上昇傾向にあった。

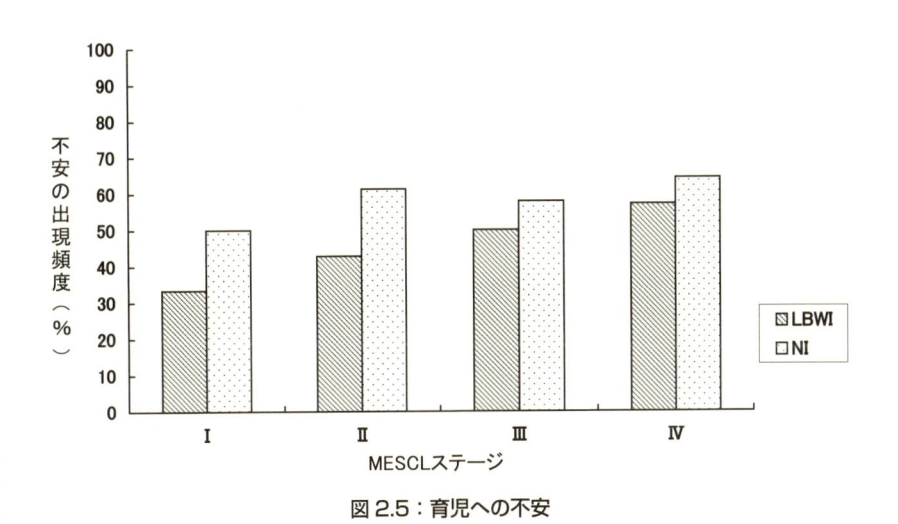

図2.5：育児への不安

母親自身の体調への不安

　第4の母親自身の体調への不安については，交互作用，母親群の主効果，MESCLステージの主効果は有意ではなかった（順に，（$\chi^2(3) = 5.675, n.s.$）（$\chi^2(1) = 0.007, n.s.$）（$\chi^2(3) = 1.029, n.s.$））（図2.6参照）。しかし，NIの母親がMESCLステージⅠで50.0%に不安が出現したのに対して，ステージⅠでLBWIの母親は，23.8%と少なく，逆にステージⅡ，Ⅲでそれぞれ42.9%，41.7%と増加傾向であった。LBWIの母親はNIの母親と異なり，独自の経過をたどる傾向が認められた。

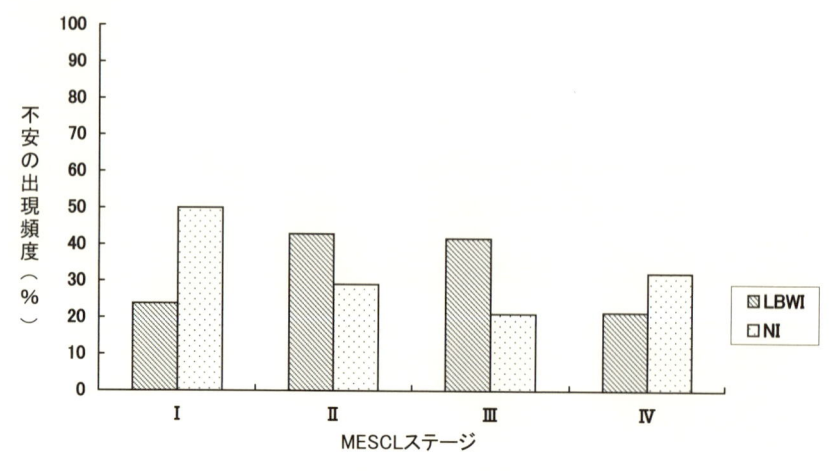

図2.6：母親自身の体調への不安

母乳に関する不安

　第5の母乳に関する不安については，交互作用，母親群の主効果，MESCLステージの主効果は有意ではなかった（順に，($\chi^2(3) = 4.102$, n.s.) ($\chi^2(1) = 0.205$, n.s.) ($\chi^2(3) = 3.634$, n.s.)）（図2.7参照）。

夫との関係性への不安

　第6の夫との関係性への不安については，交互作用，母親群の主効果，MESCLステージの主効果は有意ではなかった（順に，($\chi^2(3) = 2.337$, n.s.) ($\chi^2(1) = 0.845$, n.s.) ($\chi^2(3) = 4.305$, n.s.)）（図2.8参照）。しかし，LBWIの母親においては，徐々に上昇傾向にあり，ステージⅣでは半数以上の母親が訴えていた。

分離不安

　第7の分離不安については，交互作用とステージの主効果は有意ではなかった（順に，($\chi^2(3) = 6.415$, n.s.) ($\chi^2(3) = 6.415$, n.s.)）が，母親群の主効果は

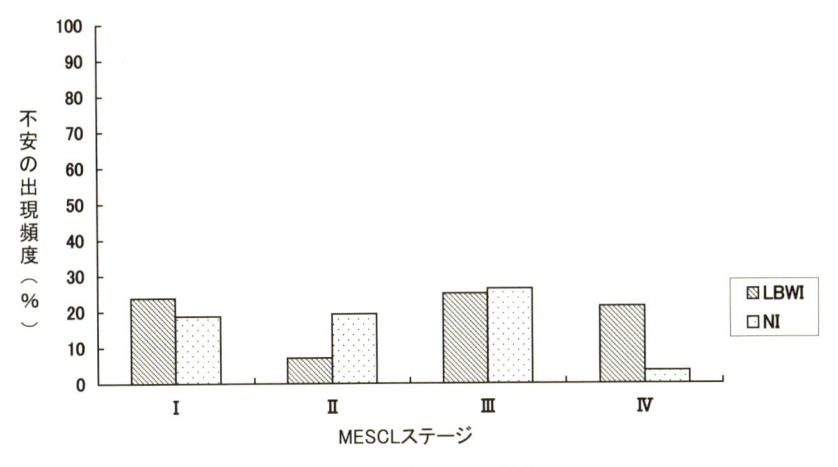

第2章　調査研究による低出生体重児の母親の不安の検討

図2.7：母乳に関する不安

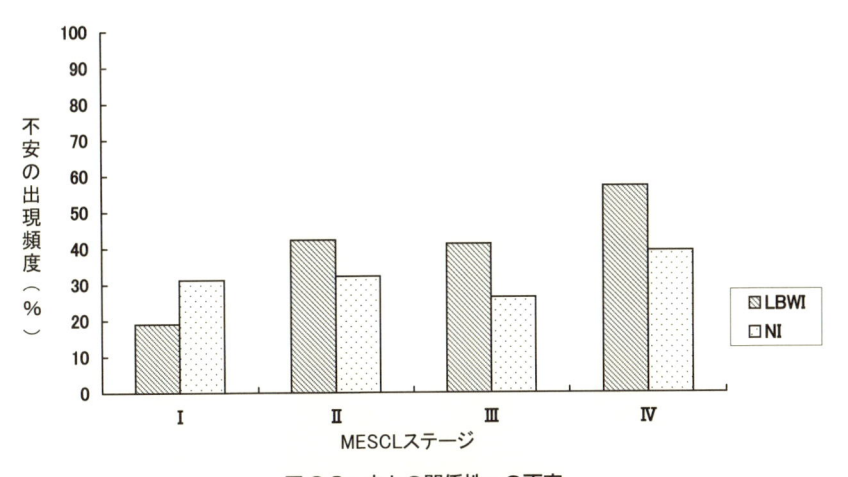

図2.8：夫との関係性への不安

有意であった($\chi^2(1) = 36.839$, $p<.01$)（図2.9参照）。しかし，ステージⅢでLBWIの母親に現れやすい傾向であった。

図 2.9：分離不安

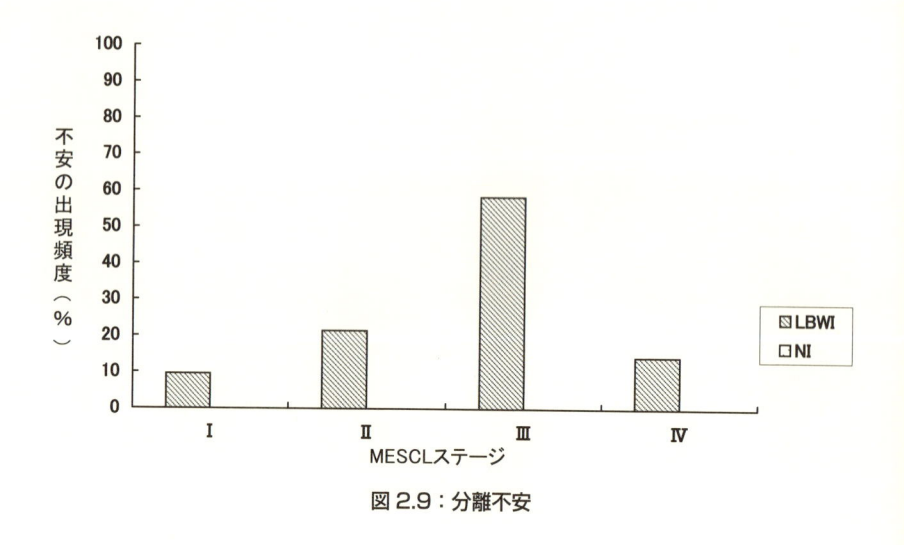

2.3.7 MESCL ステージごとの不安特徴

次に，7項目の不安内容が MESCL の各ステージにどう特徴づけられるかを理解するために，ステージごとに Cochran の Q 検定を行った。有意差が認められたステージについて，Ryan 法により 5% 水準で多重比較を行ない，不安内容間の単純主効果を検定した。これまでの解析結果から，LBWI の母親と NI の母親で，その不安の程度と不安の内容の現れ方に差が認められ，異なった理解が必要であると考えたため，LBWI と NI の母親を別々に解析した（図 2.10，図 2.11 参照）。NI の母親に関しては，出現頻度が皆無だったことから，分離不安を除いた 6 項目の不安内容で検定を行った。なお，本文中，結果は図示したが，詳細な数値については第 7 章付録 3 に記載したのでそちらを参照していただきたい。また，図中，アスタリスクは 5% 水準で有意差があることを示している。

LBWIの母親

　LBWIの母親については，MESCLステージⅠⅡⅣで有意差が認められた（順に，($\chi^2 = (6) = 48.404, p<.001$）（$\chi^2(6) = 14.866, p<.05$）（$\chi^2(6) = 19.519, p<.01$）が，ステージⅢでは認められなかった（$\chi^2(6) = 10.313, n.s.$）（図2.10参照）。

　そこで多重比較を行うと，MESCLステージⅠでは，LBWIの母親には，児の発達への不安が，他のすべての不安よりも有意に現れやすかった（$p<.05$）。次にMESCLステージⅡでは，児の発達への不安が母乳に関する不安よりも有意に現れやすかった（$p<.05$）。そして，MESCLステージⅣでは，児の状況への不安と児の発達への不安が分離不安よりも有意に現れやすかった（$p<.05$）。一方，MESCLステージⅢでは，不安内容の現れ方に有意差は認められなかったが，児の発達への不安が他の不安内容よりも現れやすい傾向が認められた。

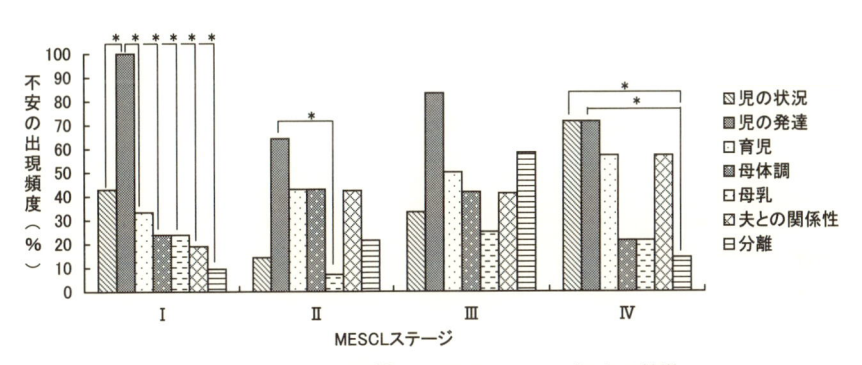

図2.10：LBWIの母親のMESCLステージごとの特徴

NIの母親

　NIの母親については，ステージⅡⅣで有意差が認められた（順に，($\chi^2(5) = 16.038, p<.01$）（$\chi^2(5) = 33.786, p<.001$））が，ステージⅠⅢでは認められなかった（順に（$\chi^2(5) = 9.474, n.s.$）（$\chi^2(5) = 9.248, n.s.$））（図2.11参照）。

　そこで多重比較を行うと，MESCLステージⅡでは，育児への不安が児の状

況への不安および母乳に関する不安よりも有意に現れやすかった（$p<.05$）。また，MESCLステージⅣでは，育児への不安と児の発達への不安が母乳に関する不安よりも有意に現れやすかった（$p<.05$）。一方，MESCLステージⅢでは，不安内容の現れ方に有意差は認められなかったが，育児への不安が他の不安内容よりも現れやすい傾向が認められた。

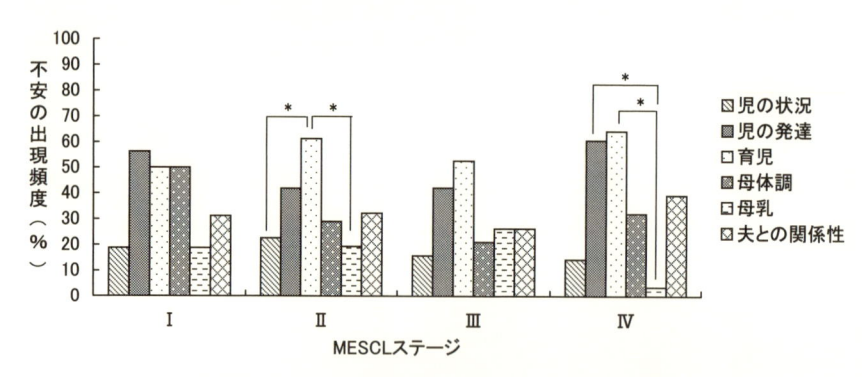

図2.11：NIの母親のMESCLステージごとの特徴

2.4 考察

本書の主目的は，NICUに入院中のLBWIの母親が示す不安変遷と不安発生機序を，NIの母親との比較を通して明らかにすることである。そのために本調査研究の課題として，(1) NICUに入院中に，LBWIの母親が示す不安の程度は，NIの母親よりも高く，このLBWIの母親の不安の程度は，NICU入院中に（MESCLステージで）変化するのではないか，(2) NICU入院中に，不安に影響を与える諸因子はどのようなものがあるのか，(3) NICU入院中に，LBWIの母親の抱く不安の内容はどのようなものがあるのか，またこれらの不安の内容は，NICU入院中に（MESCLステージで）変化するのではないか，(4) NICU入院中に，LBWIの母親が示す不安は，各MESCLステージでどのよう

な特徴を示すのかの4点を挙げた。この4点の課題について以下に検討していく。最後に，本書の主目的である，LBWIの母親の不安変遷と不安発生機序について，これまでの文献もふまえて考察する。

2.4.1 不安の程度

本章の目的で掲げた課題1，NICU入院中に，LBWIの母親が示す不安の程度は，NIの母親よりも高く，このLBWIの母親の不安の程度は，NICU入院中に（MESCLステージで）変化するのではないかについて述べる。

性格特性としての特性不安は，両群とも同じ得点であり，LBWIの母親もNIの母親も不安になりやすさは同程度といえる。しかし，状況に左右される状態不安は，LBWIの母親は，NIの母親に比して，MESCLステージを通して高く，これまでの知見を支持した（Choi, 1973 ; Gennaro, 1988 ; Singer et al., 1996）。さらに，本調査研究から，出産直後のMESCLステージⅠから退院直前のMESCLステージⅣまでのステージによる変化は認められず，不安の程度は変化しないことが明らかとなった。これまで，Gennaro（1988）では，出産後第1週のみ，NIの母親と比較して有意に高い不安を示したが，本研究では異なる結果となった。これは，おそらく，Gennaro（1988）は不安の調査時期を週数を基にしていたという方法論の違いが影響していると考えられる。すなわち，Gennaro（1988）の調査した産褥第2週目はNIの母親はすでに退院している時期であり，この退院後の母親の不安は徐々に上昇すると報告されており（蛭田，1997），このためにLBWIの母親との差が認められなかった可能性がある。一方本研究では，NIが入院中，すなわち母親も入院していることがGennaro（1988）とは異なっている。高い不安は，その後の母子関係に不適切な影響をもたらすという知見もあり（Singer et al., 1996 ; Zelkowitz et al., 2000），LBWIの母親には，入院中を通して，不安を低減するような心理的支援が必要であろう。

2.4.2 不安への影響因子

本章の目的である課題2，NICU入院中に，不安に影響を与える諸因子はどのようなものがあるのかについて考察する。

状態不安に影響を与える諸因子を探るために，児の医学的所見，母親の特性，家族の特性との相関から検討した。

まず，医学的所見だが，LBWIの母親の状態不安は，児の医学的所見と関連が認められた。すなわち，出生体重が軽く，出生在胎週数が短いと，母親の不安が高くなり，これまでの知見を支持した（Choi, 1973；Gennaro, 1988；Gennaro et al., 1990）。一方で，NIの母親では，児の医学的所見との関連はなく，これまでの知見を支持した（稲葉・丸山，1986）。つまり多少の体重の少なさ多さは関係なく，健康で生まれてきたことがNIの母親にとって重要であったと考えられる。

次に，状態不安と母親の特性との関連性について，母親の年齢，出産経験，母親の最終学歴，母親の特性不安から検討した。

まず，不安と母親の年齢に関しては，これまでの知見と同様に（Brooten et al., 1988；Doering et al., 2000），本研究においてもLBWIの母親に関しては関連は認められなかった。一方で，NIの母親に関しては，年齢が低いほど不安が高かった。これは，両者に関連を見出していない深谷・田島（1971）と異なる結果となったが，使用した尺度の違いと考えられる。すなわち，深谷・田島（1971）では，CASを使用し，本調査研究で使用したSTAIの特性不安を測定していると考えられ，そのため異なる結果となったと推測される。次に，出産経験に関しても，これまでの知見と同様に，LBWIの母親は初産婦と経産婦との差は認められなかった（Brooten et al., 1988；Gennaro, 1988）。おそらく，母親にとって今回のLBWIの出産は初めてのことであり，過去のNI出産の経験がほとんど役に立たないと考えているためではないかと考えられる。なお，本調査研究の対象者に関して，LBWIの母親の方が有意に初産婦の割合が多い事を結果で述べたが，出産経験による不安の差が認められなかったことから，すでに推測していたように，NIの母親との比較においても影響は少ないと考

えられる。一方で，NIの母親に関しては，初産婦が経産婦の母親よりも高い不安を示しており，水上他（1995），大賀他（1996）の知見を支持した。そして，LBWIの母親では，母親の最終学歴と不安との関連性が認められたが，知的に高いことで詳細に情報を把握することが可能となり，不安が収まりやすいなどの理由が推測できるが，Brooten et al.（1988）やDoering et al.（2000）と異なる結果となったことから，さらなる研究が必要である。また，母親の特性不安との関連については，本研究では，LBWIの母親，NIの母親ともに，特性不安が高い母親ほど状態不安も高くなり，母親の性格傾向が状態不安に影響していると考えられる。これは，NIの母親のこれまでの知見を支持した（蛭田他，1997；川田他，1988；大賀他，1996；佐藤他，1996；渡辺勉，1993）。

　さて，状態不安と家族の特性との関連性についてだが，家族の年収，夫の支援の程度，支援人数，実母・義母の支援の有無，家族形態から検討した。

　まず，不安と家族の年収について，LBWIの母親，NIの母親ともに関連は認められず，LBWIの母親に関してはBrooten et al.（1988）やGennaro（1988）を，NIの母親に関してはGennaro（1988）を支持する結果となった。この理由として，今回調査を実施した地域は，比較的経済的に安定した家庭が多く，それほど経済面が問題となりにくかったためと考えられる。

　次に，夫の支援の程度に関しては，夫が母親自身のことを理解しているかの精神的支援と家事や育児に協力してくれるかの実質的支援の2点について，不安との関連を検討した。すると，LBWIとNIの母親それぞれ同様の結果を示した。すなわち，状態不安とはなんら関係がなかったのである。この理由として，両母親群ともに，精神的支援はLBWIの母親，NIの母親それぞれ，93.1％，88.3％，実質的支援はそれぞれ，89.8％，88.2％と，多くの母親が夫から支援を受けていると感じているため，夫の支援がそれほど問題となりにくかったと推測される。

　そして，夫以外の支援体制に関しては，家庭内で支援してくれる人の合計人数と，同居はしていないが支援してくれる人の合計人数について検討すると，LBWIの母親に関してはどちらも関連は認められなかった。一方で，NIの母

親に関しては，同居はしていないが支援してくれる人が多いほど，状態不安の程度が低かった。しかし，家庭内での支援人数との間には関連が認められなかった。これは，おそらく，ほとんどのNIの母親が，核家族であり（83%），同居していない家庭外の人から受ける支援が重要であったと考えられる。さらに，実母の支援の有無で不安の程度を比較してみると，LBWIに関しては，実母の支援の有無と不安の程度には差が認められなかったが，NIの母親に関しては，実母の支援があると，不安の程度が有意に低く，これまでの知見を支持した（亀井他，1999；川島，1981）。このことは，NIの母親は入院中からすでに，家庭でいかに支援が受けられるかに関心が向いているが，一方で，LBWIの母親は，家庭での支援の有無よりも，むしろ医療的な支援があるかどうかが大切であると推測される。また，家族形態については，両母親群ともに，核家族と拡大家族の間に不安の程度に差が認められなかった。すでに述べた，夫以外の人から受ける支援や実母の支援の有無の結果も考慮に入れると，たとえ核家族であっても，家庭外の人からどの程度支援が受けられるかが重要であると考えられる。

Doering et al.（2000）は，これらの因子が複雑に絡み合い，不安に影響を与えているのではないかと考え，どれか1つの因子だけで，不安に作用しているわけではないと述べており，今後さらなる研究が必要といえる。

2.4.3 不安の内容

本章の目的である課題3，LBWIの母親の抱く不安の内容とその変化について考察する。

母親が示した不安内容は，共通項目と特徴項目に分けられた。共通項目は，LBWIの母親にもNIの母親にも認められた項目で，児の状況への不安，児の発達への不安，育児への不安，母親自身の体調への不安，今後の母親自身の身体精神面への不安，母乳に関する不安，母親自身の仕事への不安，夫の身体精神面への不安，夫との関係性への不安，祖父母への不安，病院への不安，経済面への不安の12の内容に整理された。また，LBWIの母親のみに現れた不安

特徴項目は分離不安のみで，ほとんどが NI の母親の示す不安と同じ内容であった。これは，サモンズ・ルイス（1990）の"不安や心配の多くは，成熟児の親たちのそれと違うものではない"との指摘を支持したといえる。また，第1章の問題と目的で示したように，LBWI の母親の不安内容は，児の生存への不安，児の発達への不安，児の状況への不安，行為への不安，育児への不安，母親自身の体調への不安から検討されていたが，本調査研究の結果もこれらの内容とかなり重複が認められる点からも，これまでの知見をほぼ支持したといえる。

しかしながら，これまで Casteel（1990），横尾・内田（1988）が取り上げ，筆者が本章の目的で示した臨床観察においても認められた行為への不安，例えば児を抱擁することが怖いなどという不安が現れなかった。これはおそらく行為への不安が，一時的に高まるものでそれほど長くは持続しないため，質問紙法を用いた本調査研究では捉えにくかったためと考えられる。

さらに，児の生存への不安もほとんど現れなかった。この点については以下の児の発達への不安の項目で触れる。

さて，本研究では，前述した12項目の中でも，児の状況への不安，児の発達への不安，育児への不安，母親自身の体調への不安，母乳に関する不安，夫との関係性への不安の6項目を扱った。というのも，すでに第1章で示したように，一般に産褥期の母親が抱きやすい不安が，児，母親自身の身体，育児，家族についての4点が報告されていたことに加え，筆者の臨床経験においても，NICU に入院中の LBWI の母親の不安の内容は，ほとんどが前述の6項目の不安内容を占めていたことからである。

また，本研究で LBWI の特徴項目として現れた分離不安についても，これまでも多くの研究者が注目していることから取り上げた。現在は，NICU で両親の面会が許されなかった以前の状況とは違い，完全な母子の分離はなくなっていることから，現在の NICU の環境を背景に入れて，新たな考察を試みたい。以下に，分離不安を含めた7項目について，MESCL ステージによる変化を NI の母親と比較しながら述べる。

まず第1の児の状況への不安は，児の医学的状況にまつわる不安，児の行動特性にまつわる不安，児の外見にまつわる不安の3点の不安からなる。これらの内容は，Casteel（1990）のいう児の状況への不安，児の大きさへの不安に相当すると考えられ，本調査研究からも児の状況への不安をLBWIの母親が抱いていることが確認された。この児の状況への不安は，NIの母親がMESCLのステージを通して有意に低い出現率で，大きな変動は認められないのに対して，LBWIの母親は，U字形を示しており，退院が近づくにつれ，児が現在どのような状況にあるかに母親の関心が強く向いていくと推測される。LBWIの母親に関して，児が安定しているステージⅣにおいても，不安は現れやすいことが明らかとなったが，おそらくステージⅠで現れる不安とステージⅣで現れる不安の質は異なると考えられる。つまり，ステージⅠには医学的状況にまつわる不安が主になるであろう。これとは異なり，ステージⅣになると，外見にまつわる不安を抱きやすくなるのではないかと考えられる。そしてこれは，NIの母親が訴える不安の内容とかなり近いものと推測される。

　次に第2の児の発達への不安は，「順調に病気なく育つか」「障害が残らないか」「ちゃんと生きていけるか」などの母親の記述が該当する。LBWIの母親は，NIの母親よりも，この児の発達への不安が現れやすい。さらに両母親群ともに，ステージⅠで最も訴えが多く，その後減少傾向を示し，MESCLのステージによる変動が認められた。また，ステージⅣで，LBWIの母親のうち，70%が不安を表明しているが，これは，退院間近にインタビュー調査をしたPederson et al.（1987）とは異なる結果を示している。Pederson et al.（1987）の結果では，重症児のLBWIの母親ですら，この時期38%ほどしか発達への不安を示していない。おそらくこれは，本研究のプロスペクティブ研究とは違い，Pederson et al.（1987）が，過去が語られやすい方法論を用いたことで，後述する生存への不安がより強く生じ，発達への不安が相対的に現れにくくなったのではないかと推測される。

　さて，この児の発達への不安に関連して，しばしば先行研究（藤本，1990；Kaplan & Mason, 1960；Pederson et al., 1987；サモンズ・ルイス，1990）で強

調されている児の生存への不安について考察する。本研究では，この児の生存への不安は，LBWI の母親に1件しか認められなかった。この児の生存への不安が現れにくかった点を考える事は，臨床での母親支援を考える上で非常に重要な視点である。先行研究と異なった結果が得られた理由として考えられることは，対象児の平均出生体重や本調査研究の方法論による違いである。第1の平均出生体重に関して，本研究が対象とした児が平均出生体重 1792.69 g，平均出生在胎週数 34.19 週と重症度が低いことが，児の生存への不安が現れなかった理由の1つと考えられる。しかしながら，重症度が低い児においても，Pederson et al.（1987）は児の生存への不安が 24% 現れたと報告し，また本邦においても，藤本（1990）が同様の報告をしている。このことは，重症度の違いを考慮することも必要であるが，第2の理由として挙げた，方法論の違いの影響も考慮する必要があることを示唆している。すなわち，本研究がプロスペクティブであるのに対して，藤本（1990）や Pederson et al.（1987）は，以前の状況を思い出してもらうレトロスペクティブな方法（藤本，1990）や，プロスペクティブではあっても過去が語られやすい方法（Pederson et al., 1987）を用いていた。このような方法論を用いると，過去の最も葛藤性のあった生存への不安という外傷体験を母親は回顧的に語りやすいのではないかと考えられる。このことは，筆者が NICU での臨床観察で出会ったある母親が，児が7歳になった際のインタビューで語ったことからも理解される。それは，臨床観察中は一言も語らなかったにもかかわらず，NICU 入院中から「いっつも死んじゃうんじゃないかと心配でした」と非常に死を恐れていたことが明らかとなったのだった。これはレトロスペクティブだからこそ語られるものであろう。

このように，母親は生存への不安を表出するよりは，児の生存を前提とした上での不安を語るのではないだろうか。母親は心にとどめておく不安と表出しやすい不安を抱えていると考えられる。つまり，NICU で母親を援助する際には，児の生存への不安と，前進への歩みとが織り成しあっていることを理解することが大切である。このことは，McCluskey-Fawcett et al.（1990）が，以下のように述べていたこととも繋がるであろう。それは，LBWI の両親であって

も，ポジティブな感情は持っているものであり，未熟児出産により両親が悲しみの中にあるかのようにスタッフ側が扱うことは，両親の感情との間にずれを生じさせてしまうことにもつながりかねないとの指摘である。さらに，Kaplan & Mason（1960）も，健全な母子関係確立のための第3の課題で"今まで児を失うことを準備していたのだが，児の状態が改善することで，希望と期待を持って応じていかなければならないのである。…（中略）ここで特徴的なことは，母親が児が生きながらえるということを，信じ始める点にある"と示し，前進への歩みが生じてくる点を強調していた。スタッフは，母親の不安と前進への歩みとの織り成しあいの感情を理解した上で，これらの感情を受け止め，今ここでの気持ちに寄り添うことが必要となってくる。

　また，第3の育児への不安は，「うまく子育てができるか」「急な病気への対処法は」などの母親の記述が該当し，出産後のNIの母親が最も関心を持つ不安内容の1つといわれている（花沢，1992；川田他，1988；平林他，1996；水上他，1994；水上他，1995；郷久他，1972）。本調査研究で，育児への不安は，MESCLのステージの進行やNIの母親との比較では有意な差は認められなかったものの，LBWIの母親は，ステージⅠにはあまり関心が向かず，ステージⅣに向かうにつれ，その出現頻度の増加がみられ，臨床上注目に値する。つまり，退院が近づくステージⅣでは，育児不安を訴えるLBWIの母親の割合が，NIの母親と同程度になり，徐々に退院後の育児へと目を向ける様子が窺えた。退院直前のこの時期に，母親は，何度も質問するとの指摘（サモンズ・ルイス，1990）や，重症のLBWIの母親の83%が，退院後の特別なケアについての必要性を感じているとの指摘があるが（Pederson et al., 1987），このことからおそらくステージⅣでの母親の育児不安は，自分の児に合わせた，個別的で具体的な不安が多く現れてくると考えられる。

　さらに，第4の母親自身の体調への不安は，「体力が元に戻るか」「傷が元に戻るか」などの母親の記述が該当し，育児への不安と同様に，出産後のNIの母親が最も関心を持つ不安内容の1つである（花沢，1992；川田他，1988；平林他，1996；水上他，1994；水上他，1995；光本・林，1985；Moss, 1981；郷

久他，1972）。この母親自身の体調への不安については，NI の母親は，MESCL ステージ I から自分の課題として訴える。しかし，LBWI の母親は，初期には，児へと関心が集中してしまうためか，自身の課題へと目が向きにくい特徴がある。もちろん，ステージ II，III で訴えが次第に認められるようになってくるが，NI の母親よりもそのピークが遅れ，なおかつ，その現れ方も NI の母親のステージ I ほどではない。これは，児の出産に対するショック，悲しみ，驚きがいかに大きいものかを物語っているといえよう。江藤他（1998）も，看護記録から LBWI の母親の周産期の訴えを整理し，同様に LBWI の母親の身体面への関心の少なさを報告し，本研究の知見を支持した。

そして，第5の母乳に関する不安は，「母乳がよく出るか」「量が少ない」などの母親の記述が該当した。この母乳に関する不安は，MESCL のステージの進行や NI の母親との比較では有意な差は認められず，また，不安を訴える母親は多くはなかった。この時期に，LBWI の母親が児に対してできることは，母乳を搾って NICU に届けることであり，関心が向きやすいかと推測されたが，結果は異なった。これは，母乳がたとえ出なくとも，人工乳でまかなえることなどが影響していると考えられるがさらなる研究が必要である。

その他に，第6の夫との関係性への不安は，「今後どれくらい育児・家事に協力してくれるか」「仕事が忙しく話せない」「夫との2人の時間を持つことができるか」などの母親の記述が該当した。この夫との関係性への不安は，MESCL のステージの進行や NI の母親との比較では有意な差は認められなかったものの，LBWI の母親について，徐々に上昇傾向にあった。退院が近づくと，夫から協力が得られるか，夫とコミュニケーションを取ることが可能かなどに目が向いてくると推測される。

最後に，第7の LBWI の母親の特徴項目であった分離不安に関して，「コミュニケーションが取れないので不安」「あまり面会に来られないので心配」などと LBWI の母親のみに自発的に記述されていたことから，児と離れていることがいかに母親を不安にさせ，悲しませているかが推測される。この分離不安は，MESCL のステージの進行や NI の母親との比較では有意な差は認めら

れなかったものの，ステージⅢで最も現れやすくなっており，保育器の外で児を抱くことができるようになったことが，母親に余計に児と離れていることを意識させるからではないかと考えられる。

2.4.4　LBWIの母親の不安心理のMESCLステージの特徴

本章の目的で課題の4として挙げた，LBWIの母親の不安がMESCLの各ステージで，どのような特徴を示すのかについて述べる。直接，NIの母親との解析をしていないため限界はあるが，NIの母親の特徴を交えながら論じる。

まず，出産直後のMESCLステージⅠでは，すべてのLBWIの母親が児の発達への不安を訴えており，最も大きい不安と考えられる。これに対して，NIの母親は，これまでの知見（花沢，1992；川田他，1988；平林他，1996；水上他，1994；水上他，1995；郷久他，1972）と同様，児の発達への不安を抱いているものの，同時に自分自身の体調に関する不安や育児への不安にも関心が向いている。このように，LBWIの母親は，ステージⅠでは自分や今後の育児に関心を向けるどころではなく，何よりも児への関心が強く，これは児の出産に対するショック，悲しみの大きさを推測させる。

次に，児との保育器内での関わりに特徴づけられるMESCLステージⅡで，LBWIの母親にはやはり最も児の発達への不安が生じやすい。一方この時期，NIの母親は，他の不安と比較して最も育児への不安に関心が集まり，これまでの知見を支持した（花沢，1992；川田他，1988；平林他，1996；水上他，1994；水上他，1995；郷久他，1972）。

そして，児との保育器外での関わりに特徴づけられるMESCLステージⅢでは，LBWIの母親は児の発達への不安を最も抱きやすい傾向であった。一方，NIの母親は，育児への不安を最も抱きやすく，退院後の育児へと関心が強く現れる。このように，LBWIの母親は，NIの母親とは違い，児の発達への不安を抱きやすいものの，それ以外の不安（育児への不安，分離不安）も同程度に現しやすく，全体的に不安の訴えが多くなっている。この不安の多様化は，漸く児を抱く体験をし，安堵感や喜びを感じたことで，これまでの児のみへの

関心，特に医学的状況への関心から，それ以外へ関心が広がったためと推測される。

また，乳房からの直接の授乳の体験により児との関係が密になることに特徴づけられる MESCL ステージⅣでは，LBWI の母親は，児の状況への不安や児の発達への不安を最も抱きやすかった。また，このステージⅣに LBWI の母親は，育児への不安と夫との関係性への不安も同程度に現しており，この時期，退院後に夫と行う子育てへの関心が強まっていると推測され，NI の母親と似た傾向を示した。対照的に，母親自身の体調への不安はほとんど抱かれにくかった。これは，退院前においても，母親は，自分のことよりも児に関する不安を抱きやすいとの Pederson et al.（1987）の指摘を支持したといえる。

以上を整理すると，NI の母親は，ステージⅠでは児の発達への不安とともに自分自身の体調への不安や育児への不安も抱きやすい。そして，ステージⅡ以降は，育児への不安が最も生じやすく，この特徴はステージⅣまで持続した。一方，LBWI の母親は，ステージⅠでは，NI の母親よりも発達への不安を抱きやすく，ステージⅣで漸く育児への不安を現し，NI の母親と比較してその出現時期は遅かった。

2.4.5 MESCL ステージの不安変遷と不安発生機序

前述してきたことから，LBWI の母親のステージの不安変遷と不安発生機序について，これまでの文献もふまえて論じる。

まず，本調査研究では，ステージⅠに，LBWI の母親は，障害が残るのかどうかといった側面の発達への不安を抱く傾向が強かった。そして，NI の母親が関心を向けやすい自分自身の体調に関する不安よりもこの発達への不安は大きいと考えられる。さらに，児の出生体重が軽い場合や出生在胎週数が短い場合は，発達への不安とともに児の状況への不安が高まると推測される。一般的に，LBWI の母親は，出産直後に，感情が高ぶり，嘆き悲しむという危機的状況に陥る（サモンズ・ルイス，1990）。実際に母親は，保育器の中に入れられ，点滴や呼吸器を付けている痛々しい我が子の様子を見て，失敗と喪失，悲しみ

の感情に打ちのめされている (Cramer, 1985；今泉, 1995；クラウス・ケネル, 1985；Prugh, 1953；サモンズ・ルイス, 1990；Trause & Kramer, 1983)。出産が準備なく突然だった場合には，この混乱状況はなおさら強いと考えられる。混乱状況の中にいる母親が考えられる唯一のことが，児のことである。そして，児が死んでしまうのではないかという予期的悲嘆のような感情を児に抱くという（藤本, 1990；Kaplan & Mason, 1960；Pederson et al., 1987；サモンズ・ルイス, 1990)。本調査研究ではこの生存への不安は現れず，むしろ，障害が残るのかどうかといった側面の発達への不安を抱きやすいことが明らかとなった。これは，子どもの発達を信じたいという気持ちと，ことばにすることすらはばかられるような怖さや深い悲しみ，強い絶望感を母親が抱いているためと考えられる。このステージIの時期をいかに乗り越えるかは，医師や看護師が，必要に応じて母親の質問に的確に答える，病状や治療方針について説明するといったことが大前提となる。だからこそ，サモンズ・ルイス（1990）が述べるように，気持ちを理解して聴くといったスタッフの情緒的支援が大切となってくる。そして，当然これに併せて，夫の支援，特に精神支援が重要であると推測される。

次に，児の急性期の状態が少し落ち着いたステージIIでも，今後の児の発達への不安は最も現れやすく，児の疾患によっては，この不安はしばらく続くと考えられる。しかしながら，児の状況への不安は一時的に収まる。これはおそらく，ステージIと比して児が落ち着いたこと，また，母親が医師や看護師からの説明により児やNICUについての理解が進んだこと，NICUという初めての環境に慣れたことで，それまで心配していた呼吸状態などの体の機能，児の罹患した疾患，児の医学的処置についての不安が，ステージIよりも緩和されたためと考えられる。しかしながら，児の出生体重が軽く，出生在胎週数が短い場合には，医学的処置が主体となり，目の前にいても，医療の手にゆだねざるを得ない。そのため，母親は何もできない状況が長く続くため，児の状況をどのように捉え，どのように理解してよいか判断しにくく，児の状況への不安は高まるであろう。また同時に，医師や看護師のようには関われないこともあ

り，無力感，苛立ち，戸惑い，罪責感が生じやすい (Cramer, 1985；今泉, 1995；クラウス・ケネル, 1985；永田他, 1997；Prugh, 1953；サモンズ・ルイス, 1990；Trause & Kramer, 1983)。さらには，主治医からの，児の医学的状況説明も多くなり，その結果，母親は次々と不安が生じ，非常に苦しい時期を過ごすことになり，不安定な状況に追い込まれる。さらに，この児の状況への不安が高ければ高いほど，児が今後どうなるかといった発達への不安も高くなると考えられる。

そして，保育器の外での関わりが増加するステージⅢにおいても，いまだLBWIの母親は最も児の発達について心配し，LBWI出産の影響がいかに大きいかを物語っている。しかしこの時期は，それ以外の不安，例えば，育児への不安や分離不安が現れ，LBWIの母親は児の医学的状況についてばかりでなく，それ以外の状況にも漸く目を向けることができるようになる。また，このステージⅢでLBWIの母親は，保育器の外での抱擁，哺乳瓶からの授乳を徐々に体験できるようになり，本研究では認められなかったが，ステージⅡと同様，行為への不安，例えば，児を抱くこと，ミルクを与えることへの不安，が生じやすいという (Casteel, 1990；サモンズ・ルイス, 1990；横尾・内田, 1980)。このように，ステージⅡとは違い，保育器の外で児を抱く体験をするなど母親自身の主導的，能動的な児への関わりが，不安の多様化に影響したと考えられる。また，この時期に漸く生じてくる育児への不安は，まだ退院が先であることから，その質は，具体的なものというよりは漠然としたものであると推測される。そして，興味深いことに，育児への不安とともに，夫との関係性への不安も上昇傾向になることである。子育ては母親のみでするわけでなく，夫との協力の下で行うということが反映されているといえる。おそらく，子育てを中心とした今後の生活への方針が夫婦の間で話し合われているかなどが，母親の育児への不安に影響すると推測される。さらに，分離不安が高くなることもまた，この育児への不安を刺激されたことで，いまだ児が自分の手元にはない事実も意識するようになったためではないかと考えられる。

また，看護の手から徐々に離れ，児の健康状態がNIに近づいたステージⅣ

でも，LBWIの母親は，やはり，児の発達が何よりも不安である。このステージⅣになっても，児の疾患に改善が認められない場合には，なおさらこの疾患に対する将来的な不安（例えば，未熟児網膜症に罹患した場合には「目が見えるか」など）を抱くと考えられる。しかし，児に問題がほとんどない場合には，もう少し漠然とした発達への不安（例えば，「将来どうなるか」など）ではないかと推測される。また，このステージⅣで，児の状況への不安が今までで最も高く現れる。それは，このステージⅣで，医学的状況にまつわる不安が中心であったステージⅠⅡとは違って，外見にまつわる不安や，行動特性にまつわる不安が生じてくるためではないかと考えられる。危機的な状況が通り過ぎた，LBWIの母親は，正常な児と比較して，我が子に違いがないかが気になってくるのである。しかし，児の疾患に改善が認められない場合には，このステージⅣにおいても，医学的状況について現在の状況がどうであるか，不安を抱き続けることになるであろう。その他にまた，このステージⅣでは，育児への不安と夫との関係性への不安もステージを通して最も現れやすくなり，退院を目の前にして，具体的な子育てへの不安や夫とどうやって子育てをしていくか，などが絡み合った形で現れてくると推測される。このステージの特徴として，Pederson et al.（1987）も指摘しているように，児への発達への不安を抱きながら退院となることである。その意味で，退院後の専門家の援助やサポートシステムの存在が，母親が，不安を抱えながらも子育てをしていける状況を作ることになると考えられる（サモンズ・ルイス，1990）。

　以上，LBWIの母親の不安変遷と不安発生機序を文献とともに述べた。

　このことから，臨床においてどのような母親に支援が必要であるかについての示唆が得られた。つまり，ステージⅠからⅡにかけて，危機的状況や混乱状況に陥った母親は，サモンズ・ルイス（1990）も"心配することしかできない"と述べているように，児にまつわる不安が非常に現れやすかった。医療スタッフは，ステージⅠⅡで，この不安に対応することが必要となってくると考えられる。母親の不安が非常に強くなった場合に，不安に焦点づけた心理的支援の依頼が心理臨床家になされるであろう。その意味で，出生体重が軽く，出生在

胎週数が短い重症な LBWI の母親は，心理臨床家への依頼がなされる可能性が高くなると推測される。

2.4.6 本調査研究の意義と限界

本調査研究は，以下の2点の方法論から，不安を解析した点が新しい視点であった。第1に，児が入院中の母親の，今ここでの心理状況をプロスペクティブな観点から調査したことである。従来はレトロスペクティブな方法，つまり，母親に以前の状況を思い出してもらい，過去の母親の心理を整理する方法が用いられていた（Bidder, 1974；藤本，1990；Smith et al., 1969）。第2は，母親の不安心理を母親の体験に沿って整理していく方法をとったことである。すでに本章の問題で述べたように，従来の不安研究では主に日齢を基準とし，不安の程度が測定されていた（Gennaro, 1980；Gennaro et al., 1990）。しかし，筆者は日齢よりもむしろ母親側の特徴を取り込むことを目指し，母親の体験を指標に，母親の不安心理を整理した。

以上のような方法論を用いたことにより，NICU における LBWI の母親の示す不安を詳細に捉えることが可能となった。

一方で，以下に示すような3点の限界も認められた。

第1に，横断研究であることによって，一人の母親の心理経過を追うことには限界があった。第2に，プロスペクティブな方法ではあるが，自宅に持ち帰り回答してもらった質問紙法であることから，多少の時間差が生じ，不安内容を捉えることには限界があった。第3に，今回の調査では，母親の体験した出来事を，したか，しないか，の観点から判断したため，母親がその体験をどのように受け止めているかの細やかな心の動きを捉えるには限界があった。この点に関して，サモンズ・ルイス（1990）は，"…（略）喪失からうまく立ち直り，未熟児に愛着をもちはじめた親は，授乳や沐浴なども上手にできるようになるが，その逆は必ずしも真ではない。沐浴を学習することが子どもへの愛着を確実なものにするわけではない"とし，"親たちは，心の準備ができていないと，これらの練習に参加しても強制されたように感じることが多い"と述べ

ている。つまり，親の体験に至るまでの心のありようが，重要であることを示唆している。このような体験前の母親の心のありようの把握や，体験したことが母親の心にいかに響いていくかという心の動きの把握は，実際に母親と出会い，ともにいる経験を通して理解できると考えられる。

　これらの点を補うために，次章では事例研究を行い，本調査研究で理解された不安変遷や不安発生機序についてさらに細かく検証する。

第3章

事例研究による低出生体重児の母親の不安の検討

3.1 目的

第2章の調査研究では，NICU入院中のLBWIの母親の，MESCLステージによる不安の変遷と不安発生機序を論じた。本事例研究では，実際の臨床現場においても，調査研究で理解されたLBWIの母親の不安変遷と不安発生機序に，同じ傾向が見出されるかどうかについて検討した。事例を通して理解された，母親の不安内容，不安への影響因子を整理し，不安変遷と不安発生機序について述べる。また，筆者の行った心理的支援についても検討する。

3.2 方法

3.2.1 対象者

2001年1月から2003年12月までに，東京都内の私立大学病院で，NICU入院中に主治医の依頼により，臨床心理士である筆者（以下Th（セラピスト）とする）が関わったLBWIと母親の20事例の中から，出生体重，出生在胎週数，疾患を考慮に入れ，最も重症であった3事例（事例A，事例B，事例C）を抽出した。

筆者が行った臨床活動は，主治医の依頼に応じて行っており，重症児や困難ケースが多いため，筆者は，これらのケースに主に対応することになる。これは，調査研究でも示された，ステージⅠⅡではより重症児のケースが依頼されるとの推測と一致するものであった。そこで，事例の選択の際には，最も重症な事例を示した。

3.2.2 面接資料の収集方法

各事例の面接内容を，母親の不安の特徴，Thとのやり取り，Thの対応などについて注目しながら，MESCLステージに沿って整理した。なお，資料の中では，＜＞はThの発言，「」は母親の発言，#1，#2の記載記号はThが母親

と出会った回数を示している。

各事例のまとめで，母親が語った具体的不安内容を，表（表3.1，表3.2，表3.3）に記載し，それらの不安が，調査研究で整理した7項目の不安内容（児の状況への不安・児の発達への不安・育児への不安・母親自身の体調への不安・母乳に関する不安・夫との関係性への不安・分離不安）と，すでに調査研究の考察で述べた行為への不安の，どの項目に該当するかを丸印で示した。

3.3 結果

3.3.1 事例A

事例Aの概略

母親（20代後半，初産）は，在胎34週4日で胎児の発育不全と羊水過少により予定帝王切開を行った。出生後，啼泣がなく，蘇生術を施し，口元に酸素を送りながらNICU入院となった。出生体重は1093gの女児であった。また，児は子宮内発育遅延児[25]で，さらに多発奇形が認められたことから，当初より染色体異常が疑われていた。この子宮内発育遅延や多発奇形については，出産して数日以内に両親に説明された。母親は，児の発達や今の状況についての質問が多く不安が強いとの理由で，主治医から，日齢6でThに面接の依頼があった。主治医はThを「赤ちゃんと離れていて心配や不安があると思うので話を聞いてもらってください。私たちに話せないようなこともあると思うので」と母親に紹介した。Thも母親に，＜赤ちゃんの退院までを一緒に見守りたい。その中で，不安や心配についても伺うことができる。またお母さんの心の整理をお手伝いすることもできる＞と自己紹介すると，母親は笑顔で了解した。

以下にMESCLステージに沿って経過を示した。

---

[25] 子宮内発育遅延（intrauterine growth retardation：IUGRと略される）児とは，何らかの原因で子宮内の発育が遅延あるいは停止した児をいう。第5章付録1の「5.1 低出生体重児の定義」を参照。

MESCL（LBWI版）ステージⅠ

　#1（日齢5）で自己紹介をしたのち，Thと母親は，児の保育器の前に椅子を並べて話をした。すると，母親は点滴をしている児を見て，「点滴が痛そう」や「（明日）自分だけが退院するんです」と，不安のことやしばらく児と離れることについて，矢継ぎ早に語った。また，「いつも寝ていて目をあけない」「目は見えているか」と非常に硬い表情でたたみかけるように次々とThに訴えた。そこでThから，＜この時期の赤ちゃんはよく寝ているようだ＞と一般的な児の発達の特徴を伝えると一時ほっとした表情になった。その後，看護師が児の処置のために保育器にやって来て，おむつ交換[*26]を母親に勧めた。すると，混乱はしているが，児のためには非常に積極的におむつ交換を行い，「どのくらいの割合で交換するのか」と自ら進んで質問をしていた。終了後，Thから，＜いかがでしたか＞と初めておむつ交換をした感想を聞くと，「怖かった。どきどきした」と心細げな表情で話した。しかしThが，＜上手に交換していた＞と励ますと「そうですか」と嬉しそうに微笑んだ。

　主治医から不安が強いと聞いていたが，すでに調査研究で理解された不安特徴の視点を持っていたThは，たたみかけるように次々と不安を述べる様子から，確かに不安の強さを感じ取れたものの，この母親の不安，特に児の状況への不安は，ステージⅠで生じてきて当然なものと考えられた。また，羊水が少なかったこと，児の多発奇形の原因が不明であったことなどから，ますます児に関しての不安を強めていたと考えられるが，Thの説明（この時期に赤ちゃんはよく寝ている）を聞いて，ほっとする表情をしたことから，不安を収めていく力のある母親であることが確認された。さらに，児のおむつ交換を積極的に行うなど，自分自身の退院を目前にして，児との関係性をなんとか築こうと努力していたことからも，母親の自我機能[*27]の健康さをThは見出すことができた。このことを受けてThは，主治医や看護師に，Thの説明を聞いて不安

[*26] なお，おむつ交換の体験はMESCLステージⅡに該当するが，第2章で述べたように，母親の退院が母親の心理に強く影響することを考慮し，事例Aの母親が退院していない現状から，ステージⅠと判断した。

を収め，児との関係を積極的に作ろうと努力する母親であったことと，母親の不安は当然生じてくるものであり，しばらく母親の不安に丁寧に応じることが重要であることを伝えた。

MESCL（LBWI版）ステージⅡ

#2（日齢8）で，児はすでにGCU（新生児回復期治療室）に移動していた。Thが母親と出会うと，児の点滴が取れたことを報告し，「初めは点滴をしていてかわいそうだった」とそれ以前を振り返り，「ほっとした」と嬉しそうであった。しかしすぐに，児がぐっすり眠っている様子に「寝続けているんです」と心配そうな表情をし，#1で語られた不安を再度Thに訴えた。そこで，Thから＜この時期も赤ちゃんはほとんど寝ている＞と一般的な児の発達の特徴を伝え，母親の応えを待つと，「そうなんだ。良かった。心配していた」と安堵の表情となった。Thから＜どういうことか＞と聞くと「反応が少ないのは，障害があるからなのではないか」と発達への不安を募らせていたことが明らかとなった。これは，前日，主治医より手の指が曲がらないこと，肋骨が1本少ないこと，これらの原因は不明であることを伝えられていたことも影響しているとThは捉えた。そこで，＜医師からどのように聴いているか＞と尋ねると，「エコーでは（問題が）ないから安心してと言われたが…」と所在無げな表情をした。Thは，医師から大丈夫と言われていても，いくつかの問題を指摘され，なおかつ原因も不明であるため，母親が不安になるのも無理もないと思いながら，母親のことばに耳を傾けた。すると，Thのゆったりした反応を受けてか，「父親は自分に似てるって言うんです」や「生まれた頃と変わってきた。ミルクも1日ごとに増えている」と夫との会話や児の成長について語り始

---

*27 自我機能は，Bellak, L. によって，(1) 現実検討，(2) 判断，(3) 現実感，(4) 思考過程，(5) 自律的な自我機能，(6) 刺激防壁，(7) 欲動・感情の統御と調整，(8) 防衛機制，(9) 対象関係，(10) 支配‐達成の能力，(11) 自我を助ける適応的退行，(12) 自我の総合‐統合機能，の12に分類されている。以上のような自我機能の各側面について，その健康な面と障害された面を心理査定と面接を通して認識することは，心理療法の方針をたてる上で重要であるといわれている（深津，1992）。

めた。

　医療側からみるとそれほど問題にしていなかった，児の寝続けている様子を母親が気にしていた背景には，すでに調査研究で述べたように，ステージⅡの特徴も影響していたと考えられる。すなわち，ステージⅡにいたっても，児の医学的問題が生じると，医療の手にゆだねざるを得ない状況が続く。すると，母親は自分自身が主導で児に関わることができず，児の状況をどう捉え，どう理解してよいのか判断しにくくなるため，児に何か障害があるのではないかと容易に不安になってしまうのである。Thは，ステージⅠと同様，医師や看護師に，母親の疑問をよく聞き，丁寧に応えることが大切であると伝えた。さらに，母親の主体性をいかに作っていくか，つまり，母親自らが主体的になって児に関われるように支えることも大切だと強調した。

MESCL（LBWI版）ステージⅢ

　#3（日齢33）で出会うと，すでに母親は児を保育器の外で抱く体験をしていた。母親はThに真っ先に「外で抱けたんです」と嬉しそうに報告した。さらに続けて，「ミルクも口から飲めるようになって」「結構動いている」などと児の成長を実際に感覚として体験できたことから，主体的に関わりを持ち始めているようであった。

　#4（日齢36）では，児は保育器の中におり，母親は「やっと寝たんです」と漸く自らの手で寝かしつけたことに満足そうであった。そして，「1600g超えたんですよ」と嬉しそうな表情をした。しばらく母親とともに児を観察していると，「リハビリが始まって心配です」と語った。これは，数日前に，児の手足の関節が硬いという説明が医師からあり，児がすでにリハビリを開始していたため生じてきた不安であった。母親は，児の状況を心配し，今後児がどうなっていくかという発達への不安も抱いていたが，Thがこれらの不安を聞き続けていると，「でも小さいから運動しているうちによくなるかも」と希望も述べ，母親の心中は，不安と前進への歩みが織り成しあっているようであった。

MESCL（LBWI 版）ステージⅣ[*28]

#5（日齢50）で，児を初めて沐浴させた直後に母親に出会うと，「難しかった」と，看護師と比べて手早くできなかったことに自信をなくし，児をケアする行為への不安を述べた。一般的に，母親が主体的に児に関わろうとしてもうまくいかないことが多いが，繰り返し行うことによってそのうち達成できるようになるものである。Th は，この母親も同様に，一時的に不安が高まるものの，これまでの母親の様子から，すぐに達成できると理解していたので，母親の不安に耳を傾けていた。

#6（日齢61）では，児が「なかなかミルクを飲めない」と言う。医療側もその原因を特定できないため，母親はますます不安を強めていた。しかし，この理由について，「（児の）舌が丸くなってしまう（ので乳首を吸わない）」と母親なりに意味づけをして主体的に関わろうと努力していた。Th は，母親なりの意味づけを保証するような気持ちで黙って聞き続けた。

#7（日齢64）で母親は，児を抱きながら，「今日は全部ミルクを飲めた」と非常に嬉しそうに報告した。しかし，ミルクの飲みは依然として悪い[*29]ため，「来週，外科の先生に検査をしてもらうことになった。検査ばかりでかわいそう」と少し不安げな表情をした。Th は，児がミルクを飲んでくれないと，母親が不安になるのも当然という気持ちで，母親の話を聞いていた。すると母親は，ふっきるように明るい声で，「太ってきて，ほら」と Th に児の足を見せてくれた。しかし，母親の不安は強く，ぽつりと「これからどうなるんだろうね」と児に語った。これについては，児の発達への不安とも，今後の育児への不安とも取れるような漠然とした不安を述べたのであろうが，一方では，児とこれから一緒に頑張ることを確認しているかのようにもみえた。

[*28] 母親は，児に，乳房から直接，授乳をする体験はしていないが，すでに児に沐浴をさせる体験をしていたことから，ステージⅣと判断した。直接授乳を体験していない理由は，この時期，児には呼吸と哺乳の調節の困難さが認められたためである。

[*29] この頃，児は，1回につき 40 ml 飲むことになっているにもかかわらず，10～30 ml しか飲めないことが多かった。そのため，残りのミルクを鼻から挿入されたチューブで胃に注入されることになるが，このような場合が1日8回の哺乳のうち半分ほど占めていた。

#8（日齢71）では，母親は「2500g以上になったら，チューブの挿入の仕方を教えてもらって，退院と聞いて…」と不安げな表情をしたが，同時に，「ようやく先がみえた」と希望も述べた。これは，児がミルクを完全には飲めないため，鼻から胃に挿入されているチューブからのミルクの注入を自宅でも行う（在宅経管栄養）必要性を医師から聞いたことが影響していた。加えて，「（関節が硬いため）染色体の検査をしている」と，児の多発奇形の原因が不明で，母親はいまだ不安定な状況にいることが窺えた。しかし，毎日児がリハビリをしていることで，初めは90度しか動かなかった関節が「最近はもう少し伸ばせるようになった」こともThに伝え，不安の情緒のみに彩られているわけではなかった。

　#9（日齢82）では，#7で心配していた外科の検査では何でもなかったとほっとした様子であった。しかし，「2300gの現在の体重が，2500gになり，退院前の検査で何も問題がなければ退院してもよいと言われた」ことで，「私がこのチューブを（鼻から胃まで）入れる練習をしなければならない」と#8で語られた心配がいよいよ現実のものとなった。これに備えて，母親は前日に，看護師が児のチューブ交換をする様子を観察していたのだった。するとThに「食道と気管を間違えずに入れられるか」「聴診器で胸の音を聞いて，正位置に入っているか確かめられるか」などと退院後のケアの心配について語り，さらに「家に帰ったら自分一人でやるので心配」「（ミルクを飲ませることに関して）毎回だと…」など，次々に不安を語った。しかし，それは，これから自分が一人でやらなければならない行為を確認するかのように述べているようでもあり，Thはうなずきながら聞いていた。すると，ふとThの顔を見つめながら，「あと，夜も寝ないみたいで」と退院後の児の生活リズムについての心配を語った。そこでThが，＜初めは大変ですけど，徐々に夜が分かってくれるようになるみたいですよ＞と今後の児の発達の経過を伝えると，少しほっとした表情をした。

　この時Thは，退院が先のことではなくなったことで，看護の手を離れて一人でケアすることを含めた育児への不安が次々に生じてくるのは，当然のこと

と理解して聞いていた。

　母親はまた，Th に初めて，児が二分脊椎[*30]の疑いがあったことを語った。「それを聞いた時は夜も眠れなかった。結果が出るまで心配で…」と言う母親に＜心配でしたね＞と声をかけると，「それほどひどく（重症で）ない」「動いているからたぶん大丈夫」と自分で収めた。

　この面接終了後，母親は自ら看護師に「チューブの練習をさせて欲しい」と言ったと伝え聞いた。数日後（#10，日齢85）に出会った時には，#9で児が二分脊椎ではないかという不安に関して，「前は（Th に）話すことができなかったけど，今は落ち着いているから話せたんだと思う」と Th に笑顔で語った。

　#11（日齢92）で出会うと，「ミルクを半分飲むと嫌がって」となかなか児が飲まないことへの戸惑いや不安を語った。「あんまり無理強いしないように」と自分に言い聞かせるように，語り続けた。また，新たな検査のために，児の退院が延びたことを残念そうに述べ，Th もこれらの不安や戸惑いを聞き続けた。

　その後，Th とゆっくり二人きりで話すことはなかったが，日齢103で，直接授乳を体験し，日齢107で退院となった。

事例Ａのまとめ

　この事例Ａの母親の不安変遷（表3.1参照）は，調査研究で整理したステージ変遷と比較すると，多発奇形という原因不明の症状により，確かに強く生じてはいたが，ほぼ似たような特徴を示したといえる。この母親は，小さな不安を抱きやすいものの，児への働きかけには初期から積極的であったことが特徴である。

　ステージⅠでは，表3.1に示したように「点滴が痛そう（#1）」「いつも寝ていて目をあけない（#1）」「目は見えているか（#1）」など，母親は，Th に児の状況について次々に不安を表現し混乱状況にいた。また，Th との間では語ら

[*30] 二分脊椎とは，椎弓の融合不全によって起こる先天性奇形で，比較的頻度の高い疾患である。

表3.1　事例Aの不安変遷

	回数	状況	発達	育児	体調	母乳	夫	分離	行為	不安内容	対応
ステージⅠ	1	○								点滴が痛そう	傾聴
								○		明日自分だけが退院	傾聴
		○	○							いつも寝ていて目をあけない	情報
		○								目は見えているか	情報
									○	おむつ交換怖かった	傾聴
									○	おむつ交換の割合は？	看護師対応
Ⅱ	2	○	○							寝続けている	情報
			○							障害のため反応少ない？	傾聴
Ⅲ	4	○	○							手足の関節の硬さ心配	傾聴
ステージⅣ	5								○	沐浴難しかった	傾聴
	6	○								ミルクを飲めない	傾聴
	7	○								ミルクを飲まず検査する	傾聴
			○	○						これからどうなる？	傾聴
	8			○					○	チューブ交換を覚えて退院に	傾聴
		○	○							関節硬く染色体検査	傾聴
	9			○					○	チューブ交換できるか	傾聴
				○						一人で心配	傾聴
				○					○	ミルクを飲ませること	傾聴
		○		○						夜寝ない	情報
	11	○								ミルクを嫌がる	傾聴

れなかったものの，主治医や看護師に対して，発達への不安を頻繁に訴えたことから，医師や看護師は非常に心配し，また対応に苦慮していた。この背景には，児の問題（多発奇形の原因が不明である）以外に，母親自身の問題があった。つまり，羊水が少なく，胎内での児の成長が認められずに帝王切開となったために，語ることはなかったものの，児への罪責感などがあり，余計にこの発達への不安が強く生じたとも推測される。さらに，表3.1に示したように，分離不安（#1）が高まるなど，母親自身の退院によって児と離れざるを得ない現実的状況も影響していたと考えられる。しかし，混乱状況の中にいても，母

親は，Th の＜この時期の赤ちゃんはよく寝ているようだ＞などの一般的な児の発達の特徴についての説明によって「いつも寝ていて目をあけない（#1）」という不安を収め，また，不安を感じながらも児との関わり（おむつ交換）を積極的に行い，関係を持とうと努力していた。この様子から母親の精神的な健康さが Th には理解できた。以上のことから，Th は母親の不安は当然生じてくるものであり，しばらく母親の不安に丁寧に応えてあげることが大切であると，医師や看護師に伝えた。

　ステージⅡでも母親は，表3.1 に示したように，「いつも寝ていて目をあけない」という#1 の不安に引き続き，「寝続けている（#2）」と児の状況への不安を訴えたが，この不安の背景には，「障害があるので反応が少ないのではないか（#2）」と発達への不安があったことが明らかとなった。すでに，調査研究でこのステージの特徴を指摘したが，児の問題が大きく，児への主体的な関わりが制限されていた事例Aの母親は，児の状況をどう捉えどう理解してよいか分かりにくく，児に対する不安をステージⅡにおいても強く訴えたと考えられた。さらに，この不安は，主治医から児の状況について説明を聞いたことによってさらに高まったものと理解された。しかし，Th が＜この時期も赤ちゃんはほとんど寝ている＞と児の発達の特徴を伝えたことで，母親の児についての理解が進み，不安を収めることに役立った。

　ステージⅢになると，児を保育器の外で抱擁したことで，児の活動性の高まりを感じ，寝続けて動かない児という以前の母親の認識が劇的に変化した。しかし，医学的には手足の関節が硬く伸ばせない状況にあり，リハビリを受けることになった。このことで母親は，「心配です（#4）」と児の状況や発達に強く不安を表現した。このような不安表現にもかかわらず，前向きに捉えようとする努力も窺われ，不安と前進への歩みとが織り成しあっていた。

　ステージⅣで，この母親は，表3.1 に示したように，「これからどうなるのか（#7）」といった，調査研究で理解されたような発達への不安も一部示すが，ステージⅡやⅢから続く，手足の関節の硬さ(#8)や，「ミルクを嫌がる(#11)」などミルクの飲みの困難さ（#6，#7，#11）といった，児の状況への不安が中

心となった。そして，ミルクを飲むことが困難なまま退院が間近に迫ってくると，調査研究で理解されたように，今後の育児への不安が生じてきた（#7）。特に，この母親の場合，児の鼻から胃まで挿入されたチューブを交換することが自宅でも必要であったため，表 3.1 に示したように，育児不安の中でも「チューブを間違えずに（食道）に入れられるか（#9）」などの，行為への不安とも取れるより具体的な今後の児の処置への不安が強くなった（#8，#9）。しかし，Th がこの不安を聞き続けていると，母親なりにこの育児への不安，行為への不安に対処し，折り合いをつけようとしていった。最終的に母親は，看護師の指導を受けることを自ら希望し，看護師をモデリングしながら，練習を重ね退院となった。

　この母親への Th の対応は，一般的な LBWI の発達の特徴や経過について，時折伝えながら，母親が訴える不安を聞き続ける対応をした。また，母親の不安についての理解と望ましいと思われる対応について，スタッフに伝えた。

3.3.2　事例 B
事例 B の概略

　母親（30 代前半，初産）は，産科病棟で母体管理中，胎児仮死兆候を認め，緊急帝王切開となった。児は呼吸障害のため，人工呼吸器を 30 日間装着した。出生体重 589 g，出生在胎週数 28 週 3 日の男児である。出産後，胎盤梗塞[*31]であったことが分かった。

　主治医から「入院期間が長くなるので精神的フォローをお願いしたい」との理由で日齢 16 に依頼があった。また，看護師からは，「母親が児に触れておらず，児の誕生を心理的に受け入れることができていないのではないか」と相談を受けていた。母親の面会日が Th の勤務日や時間と合わず，MESCL ステー

[*31]　胎盤梗塞とは，胎盤に向かう血行が障害され，細胞が壊死してしまうことをいう。胎盤梗塞は，小さいものであれば比較的高頻度で認められ，臨床的意義はない。しかし，過度の梗塞（胎盤の 10% 以上）が生じると，胎盤機能が悪化し，母子間の物質輸送ができなくなり，胎児の発育が障害されてしまう。

ジⅡ（日齢30）で漸く母親と出会うことができた。その際に，主治医から母親に「話を聞いてくれる人なので，いろいろ話をしてみてください」と紹介してもらった。Thは，＜赤ちゃんの退院までを一緒に見守りたい。その中で不安や心配についても伺うことができる。またお母さんの心の整理をお手伝いすることもできる＞と自己紹介した。以下にMESCLステージに沿って経過を示した。

MESCL（LBWI版）ステージⅡ

日齢30で初めて出会い（#1）自己紹介をするとすぐに，母親は「もう，今は心配してもきりがないので」と冷静に語った。このことは，不安が徐々に収まっていることを示していると考えられた。しかし，すぐに続けて「妊娠中から異常があると言われて，そのころから心配でした。染色体の検査をしても異常がでないんです」と妊娠中から児の異常について指摘を受けていたことを淡々と語り，はっきりと児への不安を口にしないものの，母親の語り方からは，やはりきりがない心配をしていることが窺えた。一方で，目の前にいる児をじっと見つめながら「呼吸器が昨日はずれた」や「体重が増えるのが一番嬉しい」と児の発達を前向きに捉えてもいた。このような母親の様子を見て，Thは＜お子さんに触れられますよ＞と児に触れられる情報を伝えた。すると，母親は「怖いから」と言い，続けて「それに，感染していると聞いたから落ち着くまで」と児に触れない理由をぽつりと述べたため，Thも＜そうですね＞と支持した。母親の児への行為に対する不安は，児の不安定な状況から生じているとも考えられ，その不安は，かなり恐れに近いようであった。

#2（日齢38）には夫婦で面会に来て，くいいるように保育器の中の児をみつめていた。Thは父親に自己紹介をして，しばらく両親と一緒にいると，母親は「声が聞こえるんです。嬉しい」とにこやかに語った。

#1#2のそれぞれの面接終了後に，Thから看護師と医師に，母親の様子から，児の受け入れができていないというよりは，怖さがあるため児に触れていないと予測されること，そのため，母親が触れられるようになるのを待つ姿勢が大

切であることを伝えた。また，時々，触れるためには手洗いが必要なことを情報として伝えてあげるとよいのではないか，特に，感染しているから（触れない），という母親のことばから，触れることが児に大きな負担をかけると思っている可能性もあるので，触れても問題ないことや，児の状況についての説明が重要であることを伝えた。

#3（日齢44）では，保育器の中で寝ている児を目の前にしながら，「時々動くが，まだ点滴をしているから痛いのでは」「怖いな」と語り，児の不安定な状況について大きな不安を抱いていた。そして続けて，この母親が心配していた感染問題は「だいぶよくなった」とほっとした表情で語るものの，「私が触って変に動いちゃって痛かったら」と児に触れることへの不安を語り，児の状況とあいまって，その不安は#1に続き，いまだ恐れに近いものと考えられた。さらに，母親は，「（児の）血糖値が下がっている」と，最近新たに問題となった児の状態を心配する。1つ問題が解決されると再び次の問題が生じ，母親に次々と不安，特に現在の児の状況への不安を生じさせていた。しかし，笑顔で保育器の窓を開けて見守る様子から，母親の児への愛着は確実に育っていると考えられた。その後，#1の母親の妊娠の話を受けて，Thから出産について伺うと，自ら話し始める。すると，これまでのにこやかな表情とは異なり，うって変わってまるで過去を再現しているかのように緊張に満ちた表情となった。以前の病院で子どもが小さいと言われ本病院に来たこと，本病院でも小さいために定期的なフォローが必要と言われたこと，その後入院することになったこと，入院中最悪のことを言われたことなど，次々と語った。出産直前には，児の頭の成長（発達）がないこと，心臓が止まっていることを告げられ帝王切開となった話をした。母親は「不安と言うよりはすぐに（家族に）連絡を取らなければと思った」と現実的な対応で精一杯だった様子を述べた。また「今考えると，心臓が止まるってすごいことだが，その時はそんなに実感がなかった」と振り返る。「出産後に，胎盤梗塞のために児に栄養がいかなかったことが分かった」「普通のお母さんよりも自覚がないかもしれない」と語ったことから，自分自身の胎盤の成長が未熟なために，児を小さく産んでしまったことが大き

第 3 章　事例研究による低出生体重児の母親の不安の検討

な罪責感となっていること，母親として自信が持ちにくいことが理解できた。そして，「出産後しばらく会うのが辛かった」と当時の自分自身の気持ちに触れた。1 時間ほど出産前から出産後までの経過を物語った母親は，「今はだいぶ落ち着きました。結構前向きに考えている」とその話を自ら終えた。そして最後に，「今でも悪いなって思っています」と付け加え，児への罪責感の強さが窺えた。Th は，話の邪魔にならないように，母親が語りたいだけ語れるように，うなずきながら聞いていた。母親は，妊娠から出産までの経過を物語ったものの，その背後にある困惑や不安についての情緒を語ることは少なく，知性化[*32]が強い傾向にあると考えられたが，自分なりに対処していることから，Th としては，母親の様子を見守る方針を立て，不安が強くなった時にいつでも対応できるようにしようと考えた。

　すると，#4（日齢 51）では，児の細い手にそっと触れている母親の姿が目に入った。Th が挨拶をして声をかけると，「体重が 100 g 増えて，触れられるようになった」と数日前から触れていることを教えてくれた。きっかけは「体重が増えている」ことと「（児が）手を伸ばしてきて，触れてみたいって思った」ことだと言った。そして「（児が母親の）指（を）握るんです。嬉しいです」と児から母親への働きかけに対して喜びを表現した。しかし一方で，「ちょっと怖い。手は洗っているが菌が移るのではないかと…」と，依然として自らが行う行為への不安が継続していた。しかし，Th が黙ってうなずきながら聞いている間，母親は，優しくそっと，時々児の頭を包みこむように触れ続け，ゆったりした時間を過ごしていた。その後，母親の体調について Th が気遣うと「私は（大丈夫）」「ただ，搾乳が，手が痛くなっちゃって。これから頑張って飲んでもらわないと。ただ，まだ半年続くかと思うと」と，母乳に関する不安を述べた。

　Th から看護師に，触れられるようになった母親の気持ちについて伝えると

[*32]　知性化とは，欲動や感情を直接意識化したり解放したりするのを避け，それらを知的に捉え論理的に思考するといった知的態度によってコントロールしようとする防衛機制である（荒木，2005）。

ともに，母親は依然として感染させてしまう不安を抱いていることから，今後の児へのケア（おむつ交換など）については，あまり押し付けないようにして，母親のペースを見守ることが大切である，と伝えた。

その後，日齢60で児は呼吸障害の後遺症から慢性肺疾患[*33]と診断され，呼吸状態が落ち着かなかったことがあったが，#5（日齢76）で3週間ぶりに母親と出会うと，体重が増えたことについて「大きくなりました」と嬉しそうに教えてくれた。また，#4以来カンガルー・ケアを体験しており，初めてのカンガルー・ケアについては，「怖かった。まだ800ｇ超えたところだったから」と振り返るが，「もう8回目なので，この子も慣れたみたい」と教えてくれた。話をしている際に，児が「うぇ」と声をあげ，もぞもぞと動くと「どうした？」と敏感に反応し，お尻をとんとんと手で叩きながらあやし，その様子は非常にスムーズであり，カンガルー・ケアの体験によって母親は児との関係をさらに育んでいるように思われた。また，隣に入院したばかりで，スタッフが忙しく処置を行っているベッドの児を気にし，「なんか心配に。この子の時もこんなんだったんですよね」と言い，さらに「たくさんいろいろなものが（点滴など）ついていて，かわいそうでした」と出産直後の児を思い出す。そして，目の前の児に視線を向け直し，当時と比較して「今はだいぶ」と児の成長を確かめるように語った。しかし，「でも，分かるのかな。私のこと」と児が自分を母親と認識しているかどうかに自信のなさを表現した。これにThがサポートすると，「（出産直後は）こう触っていても実感なかった。でもカンガルー抱っこしてあーって。嬉しかったです」と述べ，カンガルー・ケアによって，児を実感でき，児との結びつきを強めている様子がさらに確認された。

#6（日齢83）では，母親が児にカンガルー・ケアをしているところに同席した。依然としてNICUにいるものの，これまで入っていたインキュベーターと呼ばれる保育器からインファント・ウォーマー[*34]と呼ばれる保育器に移

[*33] 第5章付録1の「5.5 低出生体重児の疾病」を参照。
[*34] インファント・ウォーマーとは，開放型の保育器をいう。第5章付録1の「5.2 低出生体重児を取り巻く環境」に示した図5.5を参照。

動しており，母親は，移動したことに喜びを表現した。さらに，「早くチューブが取れないかな」と今後の期待感を述べた。児が時折泣いてむずかると，「もう（カンガルー・ケアが）飽きちゃったのかな」とお尻をとんとんと手で叩きながらあやし，その様子には余裕すら窺えた。丁度，数日前に出産予定日が過ぎたところであったため，「(生まれてから今日まで，時間が過ぎるのが）早かったね」と児に話しかけるような調子で Th に伝えてくれた。児との相互作用は良好で，母親の語り方からは安定した様子が窺われた。

#7（日齢83）では，感染症のため児は再びインキュベーターに戻ることになってしまった。母親は，「泣くと苦しいみたいで…」と不安げな表情で保育器に入った児を見つめていた。さらに，「肺が（児の体の）成長に追いつかないみたいで，酸素がやっぱり…（足りない）」と肺の成長について不安を現した。さらに「ここ（インキュベーター）にいると距離がある。抱っこしているのとは…（違う）」と児がインキュベーターに入り離れてしまったことについて曇った表情をした。児がもぞもぞと体を動かし始めると，看護師がおむつ交換を勧め，母親は落ち着いて交換しながら「気づくのが遅かったから，怒っているのね」と，Th との話に夢中で児の様子に気がつかなかったことに申し訳なさそうな表情で話しかけていた。

母親が，当初から心配していた感染症によって児が一時的に以前の状況に戻った。このため，母親は動揺していたものの，当初現れたような強い不安を呈すことはなかった。これは，すでに児への信頼感や愛着が十分に形成されていたため，感染症によってインキュベーターに入るという唐突に発生した今回の事態にも，余裕を持って対応することが可能となったためだった。

MESCL（LBWI 版）ステージⅢ

　このステージⅢは，児の体重が増加してはいたものの，慢性肺疾患のために呼吸が不安定で，母親は，児の成長と停滞の2つの間で揺れていた時期であった。

　#8（日齢93）では，母親はカンガルー・ケアではなく，タオルにくるんで

保育器の外で児を抱いていた。児はむずかると，呼吸数が落ち込むことが頻繁にあるが，母親は「看護師のやり方を見て覚えた」と馴れた手つきで酸素吸入器を児の口元に当て，児の呼吸の乱れを治めていた。さらに，母親は呼吸の手当てに対応しながら，「揺らさないと嫌みたい」と児の特徴もしっかりと捉えていた。また，「1500g超えた」と児の体重の増加を嬉しそうにThに報告してくれた。

#9（日齢100）で児は，やはり依然としてNICUにいたが，体温調節ができるようになったため，コットに移床でき，このことに母親は「驚いた」とにこやかに報告してくれた。また，「（児を）抱き上げるの（動作）はまだ怖い」と言いながらも，「（母親が）抱っこしながら，（児が）寝たのは久しぶりで嬉しい」と熟睡している児を優しく見つめながら話し，自分の手で寝かしつけたことに満足そうであった。

#10（日齢114）では，GCUのコットの側で哺乳瓶から児にミルクをあげているところだった。ICUからGCUに移動したことについて「一歩前進。良くなったのかな」と嬉しそうであったが，「まだ呼吸を忘れちゃって」と児の状況を心配した。さらに，「（呼吸との兼ね合いで）ミルクも全量飲めたことがない」とも言う。しかし，児には#8同様，落ち着き適切に対応しており，また，「存在感があります」「大きくなってくると面白い」と体重の増加について嬉しそうに語るなど，不安と前進への歩みが織り成しあっていた。そして，Thを見ている児に「先生（Th）見てるの。こんにちはーって」と児を交えた3人での会話をするように話しかけることが多かった。さらに，児がThの動きを目で追う様子に，「今，先生（Th）を追いましたね」と児の発達をしっかりと捉えていた。

#11（日齢132）でも，体重が2000g超えたことをまず報告し，「存在感がある，前は怖かったけど」や「いろんな表情をする」などと以前を振り返りつつ話し，#10と同じように，児が発達していることを嬉しそうに述べた。一方で，「こっちばかり見ているんです」や「あとはこれ（鼻から挿入されたチューブ）が取れれば」と児の状況について軽く心配を述べた。

#12（日齢135）で，哺乳瓶から授乳している時には，「（児の）手が動かないと（飲むことに）集中している。手が動くともう（飲むことが）嫌ということ」とThに教えてくれた。このように，児の行動面の特徴をよく捉えている母親の様子から，母親が主体的に児に関わり，児がどういう子どもかを理解することで，自信をつけていることが伝わってきた。

MESCL（LBWI版）ステージⅣ

　乳房を吸う授乳は行っていないが，#12と#13の間の日齢151で，母親が沐浴指導を受け，実際に児に沐浴をさせていることから，#13以降をステージⅣと判断した。

　#13（日齢174）では，ミルクが飲めないことに関係して，口腔外科の医師に診察を受けたことをThに報告した。医師からは，何か嫌な体験を多くしたからではないかと伝えられたとのことで，「（哺乳に）悪いイメージなんです」と苦笑し，「ミルク注入が楽なんだよね」と困った表情で児に語りかけていた。しかし，母親はこの状況に「まあ，悪いところがないことはいいな。ゆっくりやっていけば」と比較的ゆったりと構えていた。

　この時期，慢性肺疾患のため呼吸が落ち着かず，ミルクの哺乳も困難なことが続いたため，自宅に帰ってからも酸素吸入器を使用することが必要と判断された。そこで，事例Ａの母親に行われたのと同じように，器具の使用方法の指導が始まった。

　#14（日齢195）〜#18（日齢235）は，母親が児を抱いた状態でミルクを注入しているところに出会うことが多かった。その中で，母親は「こうやって抱っこすると落ち着く。こっち向きが好きみたい」と児の特徴をよく捉え，Thに説明した。そして今後について「やっぱり心配です。ここは人が見てくれるが，家だと私と二人きり」や，「泣きもふえふえといった感じで弱いんです」などと育児への不安や，児の泣き方への不安を表すが，「でもどうにかなるかな」と楽天的でもあった。また，「自分で持って見ている」と玩具を持っている児についてや，体重が4000ｇになったことを，嬉しそうに教えてくれた。

離乳食も始まり，母親は焦らず児のペースにあわせて，ゆっくり一匙一匙あげていた。

その後，退院日（日齢235）に母親と出会い，Thから＜おめでとうございます＞と声をかけると，「これからいろいろと大変」と心配するものの，表情は明るく笑顔であった。

事例Bのまとめ

事例Bの母親は，言語化するよりは知性化し，心にとどめておく傾向が強かったため，目の前の状況についての不安は時々語るものの，それほど多くの不安は語らなかった。しかし，母親の不安変遷（表3.2参照）は，調査研究で整理したステージ変遷と比較すると，部分的に似たような特徴を示した。また，調査研究では整理することができなかった行為への不安が非常に強く生じたことがこの母親の特徴であった。

Thが初めて母親と会ったステージIIで，児の発達への不安を心配しているようであった。そして母親の「怖いから（#1）」と児に触れない様子から，児の状況を非常に不安に思い，児に関わることへの不安や恐れが強くなっているとも推測された。また，この児に触れない母親の様子は，児の発達，状況への不安があまりにも強いことの置き換えであるかのようにも見受けられた。実際に，母親に会い，話をしていく中で，触れないことは，「（自分が）触れて動いて痛かったら（#3）」と自分の行おうとする行為が侵襲的になるとの恐れや不安，児への罪責感から生じていると理解された。また一方で，くいいるように児を観察する態度から，母親の児への愛着が育ってきていることも理解することができた。そこで，Thは医師や看護師に，十分愛着は育っているので，このまま様子を見ること，児の状況について説明をしてあげることが大切だと伝えた。そして，#3で母親は，出産体験での驚き，戸惑いなどの情緒をことばにして語った。こののち，しばらくすると，母親は，児に触れられるようになった（#4）。それは，以下のような要因があると考えられた。(1) スタッフが母親の触れたいと思う気持ちに任せ，強制をしないで待っていたこと，(2) 母

第3章　事例研究による低出生体重児の母親の不安の検討

表3.2　事例Bの不安変遷

	回数	状況	発達	育児	体調	母乳	夫	分離	行為	不安内容	対応
ステージⅡ	1	○	○							妊娠中から異常がないか心配	傾聴
								○		(触れること) 怖い	傾聴
	3	○								点滴痛い？	傾聴
		○						○		触れて動いたら痛いのでは？	傾聴
		○								血糖値	傾聴
	4							○		(触れると) 菌が移る？	傾聴
						○				搾乳で手が痛い	傾聴
	7	○	○							泣くと苦しいみたい	傾聴
		○								肺の成長が追いつかない	傾聴
								○		距離がある	傾聴
Ⅲ	9							○		抱き上げるのは怖い	傾聴
	10	○								呼吸を忘れる	傾聴
		○								ミルクを全量飲めない	傾聴
	11	○								こっちばかり見ている	傾聴
		○								チューブが取れれば…	傾聴
Ⅳ	13	○								(哺乳に) 悪いイメージ	傾聴
	14〜18			○						家だと二人きりで心配	傾聴
		○								泣きが弱い	傾聴

親がThに出産前後の出来事を情緒を含めて物語り，自分の問題に圧倒されていたことを少し客観的にみることができたこと，(3) 手を伸ばすなど児の活動性が高まったことである。以上のことがあいまって，児への関わりがさらに広がり，カンガルー・ケアまで行えるようになっていった。その後，児が再び感染してしまい (#7)，「泣くと苦しいみたい (#7)」と児の状況への不安や，「距離がある (#7)」などの分離不安を抱くものの (表3.2参照)，児への信頼感を抱けていたことにより，#1で認められたような大きな不安 (触れられない) とならずにすんだ。上述した3点の要因を背景に，カンガルー・ケアの繰り返し体験によって，母親が児との関係性をより深め，母親役割を強固にし，その結果，この突然の事態にも落ち着いて対処できたと考えられた。

ステージⅢで，母親は，表3.2に示したように「呼吸を忘れる（#10）」「ミルクを全量飲めない（#10）」などと児の医学的状況への不安を表明した。これは，ステージⅢになっても呼吸状態が落ち着かないこと，さらに哺乳にも困難が伴っていたことが影響していた。しかし，呼吸数が減少し，児が苦しそうになっても，看護師のやり方を注意深く観察しながら対応方法を学んだことで，母親は慌てることなく，自分自身で判断し，母親主体で児に対応することが可能となっていた。

　ステージⅣになっても，児は依然として哺乳が困難なため（#13），母親はミルクを飲まないことに困っていたが，比較的，楽観的に捉えていた。むしろ，自宅でも酸素吸入が必要なため，事例Aの母親と同様に，通常の退院指導に加え，医療的な処置も学んでおり，母親は，どちらかといえば不安を表すというよりは課題をこなすことにエネルギーを向けていた。これは，育児不安への解決方法の1つでもあったのであろう。つまり，具体的な処置方法を学ぶことで安心の材料となったと考えられる。このことは，表3.2に示したように，その後，「家だと二人きり（#14〜18）」と，調査研究で理解されたステージⅣの特徴である今後の育児への不安について軽く述べながらも，「でもどうにかなるかな」と語ったことからも理解される。この時期，Thは母親なりの対処の仕方をサポートするような気持ちで話を聞いていた。

　この母親へのThの対応は，児に触れないという母親の行為の背後にある不安を考慮し見守る対応をした。また，その中で出産時の体験についての話をゆっくりと伺い，母親の驚き，戸惑い，不安などの情緒を受け止めようと努めた。さらに，他のスタッフに母親の不安についての理解と望ましいと思われる対応について伝えた。

3.3.3　事例C
事例Cの概略

　母親（30代前半，初産）は，在胎24週4日で，切迫早産にて他病院に1週間入院し，薬で早産を抑制していたが，在胎25週4日で母体感染のため，当

院産科に母体搬送され，同日，経腟にて分娩となる。出生直後自発呼吸がないため，直ちに挿管し，NICU入院となり人工呼吸器を7日間装着した。出生体重は705gの男児であった。

　母親と出会う前に，Thは，児の父親に出会うこととなった。初めて父親と出会った時（日齢7）に，主治医から父親に，「小さく生まれたことで，精神的なサポートをしてくれる」とThの紹介があった。父親は母親について，「先日退院したが，歩くとまだふらっとして…来週には来られると思う」と退院後も体調不良のため面会に来られない状況を説明する。初めてThが母親と出会った日は，MESCLステージⅡにいた。Thが母親の元に訪れると，母親が丁度Thについて看護師に尋ねているところであった。そこで，Thから＜赤ちゃんの退院までを一緒に見守りたい。その中で，不安や心配についても伺える。またお母さんの心の整理をお手伝いすることもできる＞と自己紹介した。母親は笑顔で，受容的に「お部屋でお話しするんですか」「予約するんですか」とThに質問し，Thと話すことに積極的であった。以下にMESCLステージに沿って経過を示した。

MESCL（LBWI版）ステージⅡ

　#1（日齢33）では，Thの自己紹介の後，児の保育器の前で話を伺うと，母親自ら出産後について「初めはもうどうなることかと。2, 3日はおかしくなりそう。目が見えるのか，耳が聞こえるのか，脳はどうなのか心配でした」と当時の気持ちを矢継ぎ早に述べた。しかしすぐに，「今はもうだいぶ…（自分自身が落ち着いた）」と付け加え，そして，児の成長についての話に及び，「昨日ようやく800g超えた。嬉しいです」とにこやかに語る。しかし，「脳はこれから成長していくんですか。普通に生活していけるか心配」と厳しい表情で今後の発達への不安を語った。

　ThはステージⅡの特徴から，母親が今後の児の発達への不安を語るのは当然のことと理解し，共感的態度で話を伺った。また，Thと出会ってすぐに出産後の混乱を語ったことは，それだけ児の出産の出来事が未整理であり，個室

のような守られた空間で語る必要性を感じた。

　次の回（#2，日齢34）では，#1をふまえて，個室で話をするかどうかをThが尋ねると，母親は希望し，その中で母親は，まずはじめに，「一番心配なのは目が見えるのか。耳が聞こえるのか。脳とか…」と児の医学的状況への不安と今後の発達への不安を混ざり合った形で語った。差し迫ったような語り口で，緊迫した状況ではあるものの，Thとしては，児の状況への不安や発達への不安は，調査研究で理解された不安特徴と考え，母親の話に一心に耳を傾けていると，徐々に出産前後の内容へと移行していった。その中で母親は，「突然の出産になった」ため，「人の形をしていないのではと怖くて児を見られなかった」と当時の気持ちを生々しく表現した。続けて，「次の日に（児の姿を見て）痛々しくて泣いていた」こと，「その翌日は落ち込んで来られなかった」こと，「産まないほうが辛い思いをせず良かったのか」などの内容を何度も繰り返して次から次へと語った。そして，「自分の体は，たいして気にしなかった。体はいいけど心は…今までで一番辛かった」としみじみと語った。

　思いを吐き出す母親の話をThがじっと聞いていると，最後には「はじめはどうしようってしか考えてなかったけど，今は前向きに考えている」と述べ，「（話をして）すっきりしました」と今までの厳しい表情をふっきるように明るい笑顔となった。

　日齢41（#3）で，児の保育器の前で出会うと，母親は保育器内での抱擁を体験していた。この体験を母親は「あったかかった」と嬉しそうに述べた。その後，母親の希望で個室で話をすると，「未熟児網膜症といわれて心配。検査のある日は落ち着かない」とThに伝え，未熟児網膜症にまつわる不安を次から次へと切迫した表情でThに語った。しかし最後に，「前はもう（児の疾病について）聞いただけで（母親自身が）泣いていた。心配だけど，でもまだ分からないし（子どもを）信じている」と力強く語り，Thもうなずき保証した。

　さらに，Thは，事前に主治医との話からゆっくりではあるが着実に進んでいる児の成長について聞いていたことや，Thのことばを歪めることなく捉えることができる健康な母親であることから，＜酸素を使わなくなったようです

ね＞などと児の成長を母親に伝えると，母親も「あと少しで900gです」とかみしめていた。

　次の面会時（#4，日齢48）では，自然と児の保育器の前で話をすることとなった。すると，児のミルクの量について「普段はどのくらいの量を飲んでいるのか」といった現実的な質問や，「いつになったら口から飲めるのか」といった今後の児の成長を気にする質問をThに向け，Thは一般的な児の発達の経過について伝えた。すると，母親は，「早く飲めるようになるといいな」と今後の期待感を語った。搾乳時に母乳の量が増えすぎていると心配する母親に対して，Thはすぐに勤務中の助産師に伝え連携を取った。

　#5（日齢55）では，初めてのカンガルー・ケアの体験に，「あったかかった」「意外に重たかった」と嬉しそうに語った。その後母親は，#4の母乳の問題について，「言っていただいて，おかげさまで」と解決したことを報告してくれた。児の体重の増加について嬉しいと述べる一方で，「目の方が心配」と，未熟児網膜症によって網膜剥離を起こしたために，レーザー治療を行うことになったことを硬い表情をして語る。母親は，網膜剥離という児の現在の病状について不安に思い，同時に今後どうなるかという不安も混ざり合った形で語った。そして，「運が強いから大丈夫だよ」と夫婦で話し合ったといい，夫との関係で不安が収まったように見受けられた。しかし続けて，「やっぱり波があるから…」とも言い，母親は児の疾患と自身の気持ちの揺れ動きを語った。

　その後も，児の課題は未熟児網膜症であった。Thは，児が網膜剥離のためにレーザー治療をしている間，母親が一人心細そうに病棟の外の待合で待っている場面に寄り添うこともあった（#6，日齢61）。その中で母親は，「見えるようになるのか」とすがりつくようにThに訴えた。そして，「先生は，治しますって言ったけど，がんばりますってことなのか。治りますとは言わなかった」と厳しい口調で激しくせまってくるかのように表情硬く述べる。Thはこの緊迫した状況にいて，「でも信じるしかない」という母親の気持ちを支えるような態度でただひたすら話を聞いていた。

　#7（日齢62）は，#6のこともあり個室で話を伺うと，「眼科の先生から，悪

い血管もあるけど，良い血管も伸びていると聞いた」と児の眼の成長について少し穏やかに語り，「眼鏡をかけても見えればいいなと」と前回の不安が収まりつつある。そうかと思うと「見えなくなったらいろいろ大変じゃないですか」と心配し，「時々は沈んで何にもする気がなくなる時がある。でもかわいそうなのはあの子なんだし，がんばろうと」と前向きな気持ちになるように努力している母親が理解された。Th は，母親の揺れる気持ちに寄り添いながら関わろうとしていた。

その後，母親は最近体験した保育器内でのおむつ交換について，「はじめは怖かったんです。関節が外れそうで。でも意外と強く持っても大丈夫なんだなって」と児の活動性や強さを，児との関わりの中で学んでいく様子が窺われた。しかし，「自分で全部やっていないから，いつ替えればいいのかタイミングが…」と医療や看護の下にいまだある児に対して，自分が主導的に関われない戸惑いや苛立ちも語った。

#8（日齢69）では，母親のカンガルー・ケア終了後，保育器の前で出会うこととなった。すると，保育器の中で「持ち上げたんです」，身長体重ともに増えて「嬉しいです」とにこやかに語った。また，以前のカンガルー・ケアについて触れ，「受け取る時怖くって。でも今は…（大丈夫）」とその変化も語った。また児が首の向きを変えたがる時に，今までは看護師を呼んでいたが，最近は自分でどうにかできることなどを述べ，児をケアする上で徐々に自信がついていることが窺えた。

#9（日齢83）では，母親が保育器内で授乳をしている所に同席した。母親は，児が飲み続けていると，「休んだ方がいいのか」と真剣な表情で看護師に確認した。また児が飲むことを休むと，母親も児に合わせて，児の口から乳首をはずして休ませた。その後，おむつ交換を行うものの児が泣き止まずに，「どうしたらいいかわからない」と困っていた。看護師にうつぶせにしてもらうと落ち着くが，また泣き始めてしまうと，母親は，児の背中に手を置き，とんとんとあやす。しかしなかなか泣き止まないと，「こう？」と児のあやしかたをTh に尋ねるので，Th もくそんな感じで，もう少し（手の）重みをつけても大

丈夫かしら＞と母親の行動を保証しつつあまりに指示的にならないように気をつけながら関わった。その後，児のむずかりが落ち着くと，この保育器内での授乳体験に「やっぱり怖かった。意外と頭が重くて落とさないようにと緊張した」と述べたことから，自ら行う行為への不安が高まったことが理解された。そこで，＜哺乳中，児が母親を見ていましたね＞と，Thが，児からの働きかけについて伝えると，母親は喜んだが，すぐに，「でも，うまくないから」と述べ，看護師と比較してうまくできない自分に自信をなくしていた。

　Thは，新しい体験をすることにより不安が生じるのは当然であること，またこれまでの様子から，この母親が体験を実にしていくことのできる力を持っていると理解されたことから，母親が自分のペースをつかみ，自信に繋がるまで見守るつもりで，話を伺っていた。

MESCL（LBWI版）ステージⅢ

　母親は，保育器外で児を抱擁することが可能になった時期でも，毎日のようにカンガルー・ケアをしていたため，多くの母親が体験する「初回器外抱擁」に該当する体験をしなかった。これにより，ステージⅡとステージⅢとの明確な区別が困難であった。

MESCL（LBWI版）ステージⅣ

　#10（日齢97）は，初めて児に，乳房からの直接の授乳をした直後に出会うと，この直接授乳体験に関して母親は「飲まなかった」と残念そうであった。「おっぱい出ても哺乳瓶の子はいるんですか」と自信をなくしている母親に，Thは＜今日はお子さんがお母さんの乳首に慣れるための日なんですね＞とサポートした。するとこの会話を聞いていた隣の母親が，「私は3日ぐらいまで出なかった」と励ました。事例Cの母親はこれに「すぐあきらめちゃいそう」と語ったが，ThはステージⅣで，新しい体験，すなわち，授乳という育児の本格的始まりに，不安が生じるのも当然という気持ちで伺っていた。

　#11（日齢104）で，母親は児を抱きながら話をした。依然として未熟児網

膜症が進行しており,「後は目。最悪の場合手術だ。昨日もレーザー治療をした」と言い,しばらく沈黙し,その表情は厳しかった。Th にも母親の気持ちが痛いほどよく伝わり,ただ寄り添っていた。すると,母親は児をみつめながら,「でもよくなるよ」と振り払うかのように言い,Th もうなずいた。この後,乳房からの直接の授乳について「今日は 10 cc 飲んだ。飲み始めるとこつをつかんでいいけど,それまでが。なんかいじわるしているみたいで」となかなかうまくいかないことを述べる。

#12（日齢 111）では,児はコット室に移動していた。ここ数回は児の保育器の前で話をしていたが,この回は,#10 での母親の様子を考慮して久しぶりに個室で話すことを提案すると母親も同意する。その中で母親は,さらに「左目は一部剥離していたけど,他の病院に行って治療するほどひどくはないと聞いた」や「脳波は異常ないと聞いた」などと「ほっとした」話を穏やかに語った。さらに,「目のことはあるけれど…」と軽く不安も表現したが,児がコット室に移動したことで「いよいよ心配がなくなった」と述べた。児の状況が改善してきたことをひとしきり語った後,母親は,自分自身が搾乳のため腱鞘炎であり,「退院後も腱鞘炎が心配」と Th に伝えた。

その後の#13（日齢 118）以降は,コット室で児を抱きながら,リラックスした様子の母親と話をすることが多くなった。また,児も発達し,母親のことをじっと見てにこっと笑うなどの児からの働きかけも強くなっていた。

そして,この時期に,母親が語った内容は,児の成長についてと退院後の育児についてであった。例えば,児の成長については,#14（日齢 125）では「目でものを追うんです」と嬉しそうに実演してくれた。また「（自分が）離れると（児が）泣くんです」と,わが子が自分を認知してくれることを非常に嬉しそうに述べた。#15（日齢 133）では「目の方も網膜剥離はもう心配ないって。安心しました」と今までの不安から漸く解放されたかのような安堵の表情を見せた。

そして,未熟児網膜症の心配から漸く解放されたこの頃から,毎回のように,退院後の児との生活について,「ここには人がいるけど,家にはいないし…（#

14)」「なんか心配。どうなるのかなって (#15)」や，ぐずる児に「どうして泣くんでしょうかね (#15)」などと今後の育児への不安を語った。しかし，母親は，児を抱く方向などについても「こっちは嫌いみたい」と児の特徴をしっかり理解していた。

　この時期 Th は，徐々に退院後の育児への不安が現れてくるのは当然という気持ちで話を伺っていると，不安になりすぎずに，母親自身で収める事が可能であった。

　#16（日齢146）では，退院の日程が決まった事をまず話し，「体重も5倍以上に。嬉しいです」と言い，「最近笑うんです。おもちゃを見て手を出したり，喜んだり…」と児の成長をしみじみ述べ，Th も一緒に喜んだ。すると，Th に児と一緒に写真を取って欲しいと言い，Th は喜んで受けた。

　#17（日齢152）では，これまでの5ヶ月間を振り返りながら，「いろいろ不安なこともあるけど，でも頑張っていこうと。これからずっと一緒なんですよね」「こんなふうな気持ちになるなんて考えられなかった。前向きに考えられるように」としみじみ話した。最後に母親は，#16で撮影した写真と手紙そしてプレゼントを用意しており，Th は母親の嬉しい気持ちのおすそ分けと理解して頂いた。その後，日齢155で退院となった。

事例Cのまとめ

　事例Cの母親の不安変遷（表3.3参照）は，事例A，Bと同様に，調査研究で整理したステージ変遷と比較すると，程度が強く生じてはいたが，ほぼ似たような特徴を示したといえる。この母親は，Th には，特に不安や心配を訴え聞いてもらう関わりを求めてきた。Th や他のスタッフをうまく使い分けることのできる柔軟な母親であった。また，児が未熟児網膜症に罹患したため，この不安がステージⅡからステージⅣまで現れた。このような母親自身の特徴と児の疾患によって，不安表出が非常に多くなったことも特徴であった。

　事例Cでは，ステージⅡで，初めて未熟児網膜症の問題が明らかとなったため，事例Aと同様に，母親は，「脳は成長していくのか (#1)」「目が見える

表3.3 事例Cの不安変遷

	回数	状況	発達	育児	体調	母乳	夫	分離	行為	不安内容	対応
ステージⅡ/Ⅲ	1		○							脳は成長していくのか	傾聴
			○							普通に生活していけるか	傾聴
	2	○	○							目が見えるのか	傾聴
		○	○							耳が聞こえるのか	傾聴
		○	○							脳は？	傾聴
	3	○								未熟児網膜症が心配	傾聴
	4		○							普段のミルクの飲む量は？	情報
			○							口からミルクを飲める時期は？	情報
						○				母乳が出すぎてしまう	看護師へ
	5	○	○							目が心配	傾聴
	6	○	○							見えるようになるのか	傾聴
	7		○							見えなくなったら大変	傾聴
		○								おむつ交換のタイミング	傾聴
	9								○	哺乳を休んだ方が？	看護師対応
									○	（児の泣きに）どうしたらいいか？	看護師対応
									○	（あやし方）こう？	情報
ステージⅣ	10	○							○	おっぱい飲まない子はいるのか	傾聴・情報
	11	○	○							最悪の場合（目が）手術	傾聴
	12	○								目のこと心配	傾聴
					○					腱鞘炎が心配	傾聴
	14			○						家には人がずっといない	傾聴
	15			○						なんか心配	傾聴
		○								どうして泣くのか	傾聴
	17		○	○						いろいろ不安	傾聴

のか（#2）」「未熟児網膜症が心配（#3）」などと，児の状況への不安や児の発達への不安を語ることが多かった（表3.3参照）。また，このステージⅡでは，調査研究で整理されたように母親が主体となって児に関わることが困難であるため，事例Aの母親同様，この事例Cの母親もまた，児への理解が進まず，児の状況への不安（目・脳・ミルクの飲む量・おむつ交換のタイミングなど）

や，戸惑い，苛立ちも強くなったのだった。しかし，この戸惑いや苛立ちは，母親が主体性を取り戻せるカンガルー・ケアをくり返し行ったことによって，随分と緩和されているように見受けられた。

　この時期，Thは重症度（低体重）との兼ね合いで強く生じる不安特徴を意識しながら，母親の訴えに耳を傾けた。また，「いつになったら口から（ミルクを）飲めるのか（#4）」などの児の発達についての質問には，一般的なLBWIの発達特徴や経過について伝え，母親の児の理解が深まるよう努めた。さらに，数回の面接で感じたこの母親の精神的健康さから，Thのことばを歪みなく受け止める力があると感じ，児のわずかではあるが成長する様子をことばにして，母親と児の成長を共有し支えようと心がけた。

　そして，このステージⅡで，母親が保育器内での授乳，おむつ交換，あやす体験をすると，表3.3に示したように，「（飲ませること）休んだ方がいいのか（#9）」「（児の泣きに）どうしたらいいか（#9）」などと不安が高くなり，また，看護師と比較して自分が劣っていると自信をなくしていたが，この行為への不安は一時的で，回数を重ねることで自信をつけ，その後ほとんど問題とならなくなった。

　ステージⅣで，直接授乳といった新しい体験が，喜びと同時に，表3.3に示したように「おっぱい飲まない子もいるのか（#10）」などと，児の状況への不安や行為への不安を呼び起こしていた。Thが母親の揺れ動く気持ちに寄り添っていくと，回数を重ねることで，ステージⅡの保育器内授乳と同じように，徐々に母親の自信へと繋がっていった。また，母親は目について，「最悪の場合（目が）手術（#11）」などと，児の状況への不安と発達への不安を訴え続けた。なぜなら，児の未熟児網膜症は，ステージⅣの初期まで大きな問題であったためである。そのため，この不安にThは寄り添い見守っていくと，治療や児の発達によって，未熟児網膜症の問題が落ち着き，徐々にこれらの不安は減少した。そして，児の状況への不安の質が，当初の「最悪の場合（目が）手術（#11）」といった目などの医学的問題に変わって，徐々に「どうして泣くのか（#15）」などの児の行動特性にまつわる不安へと変化したのだった。また，未

熟児網膜症の問題が落ち着いたこの時期になると,「(退院後)なんか心配。どうなるのか(#15)」など育児への不安が多くなった。Th が,その不安を一時的に抱えていると,母親は自ら解決し退院となった。

この母親に Th が取った対応は,母親が訴える不安や,出産体験の話をじっくり聴き,時折サポートしつつ,見守る態度で接していた。また,母親から質問を受けた際には,現実的に応えることもあれば,Th が対応できない際には看護師に繋げた。

3.4 考察

これらの3事例を通して理解されたことに基づき,母親の不安の内容,不安への影響因子を取り上げ,LBWI の母親の不安変遷と不安発生機序について考察する。あわせて,筆者の行った心理的支援について考察し,支援について検討する。

3.4.1 不安の内容

本事例研究では,第2章の調査研究で整理された児の状況への不安,児の発達への不安,育児への不安,母親自身の体調への不安,母乳に関する不安,夫との関係性への不安,分離不安が確認された。しかしそれだけでなく,調査研究では表出されなかった,母親が児に対して行う行為に不安を抱く行為への不安が新たに確認された。これは,Th が,母親と頻回に面接し,母親の体験を一緒に感じ取ることのできる距離にいたからこそ捉えられた不安であると考えられる。また,LBWI の母親の不安内容は,第1章の問題と目的で示したように,児の生存への不安,児の状況への不安,児の発達への不安,母親の行う行為への不安,育児への不安,母親自身の体調への不安(Casteel, 1990;江藤他, 1998;Pederson et al., 1987;サモンズ・ルイス,1990;Smith et al., 1969;横尾・内田,1983)から検討されていたが,調査研究同様,本事例研究においても,これらの内容とかなり重複が認められたといえる。

次に，不安の現れ方に注目してみると，事例で頻繁に語られた内容は，児の状況への不安，児の発達への不安，行為への不安，育児への不安であった。しかしながら，先行研究（藤本，1990；Kaplan & Mason, 1960；Pederson et al., 1987；サモンズ・ルイス，1990）で最も注目されていた児の生存への不安は調査研究同様，やはり本事例研究でも現れなかった。もちろん，出産後しばらく経過した後に，Th が母親と出会ったという時期による影響も考慮にいれる必要があるが，児を目の前にして今を不安に思っている母親は，児の生存を前提とした上で不安を語っているとも考えられ，母親は心にとどめておく不安と表出しやすい不安を抱えていると推測される。心理臨床家がこのことを理解しておくことは，母親の気持ちに寄り添って対応する際に重要であると考えられる。

 以上の点から，本事例研究は，これまでの知見を部分的に支持したといえる。

3.4.2 不安への影響因子

 調査研究では，児の出生体重が軽く，出生在胎週数が短いと，母親の不安が高くなることが明らかとなったが，本事例研究においても，児の出生体重，出生在胎週数といった出生時の医学的所見が母親の不安に非常に強く影響を与えていることがどの母親からも理解された。

 これに加えて，児の現在の状況も母親の不安に影響していた。例えば，児が未熟児網膜症などの疾患に罹患するとさらに不安を助長させたのだった。また，体重の増加が認められない時にも，当然不安は持続した。しかし，児の体重が増え，見た目にも成長することで，母親は大きな喜びを表現し，未熟児網膜症などの疾患に罹患していたとしても，一時的に不安が収まった。

 次に，医療スタッフの説明も母親の不安に作用した。すなわち，例えば，医師から，罹患した疾患に改善が認められない，もしくはさらに悪化しているなど説明される，また，新しい症状が現れたことを告げられると，母親は不安が大きくなった。しかし，当然のことながら，罹患した疾患の改善が伝えられると，母親は安心するのであった。

また，母親が行う行為に代表される児との関わりも不安に作用していた。例えば，ステージⅠでは触れること，ステージⅡでは保育器の中でのおむつ交換や授乳，ステージⅢでは保育器の外で抱くことや授乳をすること，ステージⅣでは直接おっぱいをあげることである。児との関わりは，児の成長を直接的に確認できるため母親に強い喜びをもたらした。しかし，時に，看護師と比較してうまくできないために自信をなくし，不安を一時的に高める方向にも働いていた。しかしこの不安は，回数を重ねるごとに落ち着いていった。なぜなら，児との関わりの中で母親は，児からの働きかけに気づき，また，自分が主体となって関わることで自信や余裕を持つことができるようになるためである。以上の点からも，母親が児との間で現在いかなる体験をしているかのMESCLステージの視点をThが持ち合わせていることは，母親理解の上で有効と考えられる。

　なお，調査研究実施の時点では行われていなかったカンガルー・ケアの体験についてだが，事例B, Cから，この体験はほぼステージⅡに相当すると考えられる。このカンガルー・ケアの体験は，母親の児への主体的な関わりの機会を増やし，母親に，喜び，自信を抱かせていたことから，ステージⅡでの母親の児についての理解を深め，不安を収める方向へと働くと予測される。しかし，児がかなり重篤な状況でも行えるカンガルー・ケアと，すでに第2章の臨床観察のまとめで述べたように，児の成長（体温の安定など）によって可能となるMESCLステージⅢの保育器外での抱擁体験とは異なっていることから，ステージⅢの区分を変更する必要はないと考えられる。

　そして，母親が出産前後の体験をどのように捉えているかもまた，母親の不安に影響していると推測された。事例B, Cで明らかになったように，母親は今回のLBWI出産に，傷つき，罪の意識に悩んでいることが多い。さらに，母親自身の体に問題があった場合には，この罪責感はますます高まる。これらの気持ちを再整理することで，母親は落ち着き，不安を自ら収めることにつながっていた。この際，Thが母親の気持ちに寄り添い話を伺っていくことが非常に重要であった。

さらに，夫や家族の精神的支援や実質的支援である。前面に現れることは少なかったが，例えば事例Cで，「運が強いから大丈夫だよと夫婦で話し合った」などと語られたことから，夫の精神的支援が母親の不安を収める際に非常に重要であると理解された。また，退院が近づくステージⅣでは，一緒に児を迎え入れる準備をしている様子が窺え，夫の実質的支援によって母親が不安に対処する際に役立っていたことも推測される。

最後に，自我機能に代表される母親の特徴である。今回取り上げた3事例の母親は，どの母親もその健常性が認められたが，この自我機能がどのような特徴を持ち合わせているかは，不安への対処にも影響するであろう。

以上のように，これらの7要素は，母親を単に不安にさせるだけでなく，不安を収め落ち着かせる方向にも作用していた。これにより母親は，不安と前進への歩みとを織り成しあいながら，NICU入院期間を過ごしているといえる。また，それぞれが独立して母親の不安や前進への歩みに働くというよりはむしろ，Doering et al. (2003) が指摘するように，絡まりあった形で影響していた。

3.4.3 MESCL ステージの不安変遷と不安発生機序
MESCL（LBWI）ステージⅠ

調査研究から理解された，MESCLステージⅠのLBWIの母親は，出産後の体の痛み，体調不良，疲れ，といった母親自身の体調への不安を表すよりはむしろ，児の発達への不安など児に関する不安を強く訴え，混乱した状況が窺えた。

本事例研究では，ステージⅠで母親は，今回の出産状況に加え，児の低体重に伴う，障害やその可能性についての説明や医学的処置のため，混乱に追い込まれやすかった。この状況に影響され,児の発達への不安は次々と表明された。そして，児の医学的疾患が重篤である場合には，ますます目の前にいる児に何か異常がないかと児の状況への不安が強くなり，なかなか収まりにくい。しかし，このような混乱状況にあっても，母親は，児のケアのこととなると，積極的に関係を持とうと努めていた。

MESCL（LBWI）ステージⅡ

　調査研究から理解されたステージⅡのLBWIの母親は，依然として児の発達への不安はあるものの，NICUや児についての理解が進み，それほど強く児の状況への不安が現れず，一時的に落ち着く。しかし，児が重症であれば，児の状況への不安は持続すると推測された。

　本事例研究の母親では，調査研究と同様児の発達への不安は語られやすかったが，さらに，児の状況への不安も加わった。これは，児が重症であったことが影響している。なぜなら，児が落ちつかないため，母親が主体的に児に関わることが困難で，児の状況をどう捉えどう理解してよいか判断しにくいからである。

MESCL（LBWI）ステージⅢ

　調査研究から理解されたステージⅢのLBWIの母親は，依然として児の発達への不安を最も訴えやすい。しかしながら，次第に児への不安ばかりでなくそれ以外の不安にも目を向けるようになり，不安は多様化するようになる。

　本事例研究では，調査研究で認められたステージⅢでの不安の多様化は，認められにくかった。確かに，保育器外の抱擁体験は，母親主体の児との関わり合いを促進させ，その結果，児との関係性が育まれ，母親の自信や余裕に繋がってはいた。しかしながら，当面の課題となっている疾患の状況により，母親は不安になったり，希望を抱いたりと，不安と前進への歩みとが織り成しあっていた。

MESCL（LBWI）ステージⅣ

　調査研究から理解されたMESCLステージⅣのLBWIの母親は，児の発達への不安とともに児の状況への不安を同程度に抱きやすかった。また，退院に向けて，育児への不安がステージⅢに比してさらに現れた。

　本事例研究では，児の状況への不安が強く現れた。そして，この不安の質は，ステージⅣの初期と後期で変化した。初期には，児の医学的状況への不安が現

れやすかったが，児の疾患が改善されてくると，徐々に行動特性にまつわる不安へと移り変わっていった。さらに，児の疾患が改善されてきた頃，育児への不安が現れやすくなった。そしてまた，この育児への不安の質も，初期の漠然とした不安から，後期には具体的な不安内容へと移り変わっていった。同様に，Pederson et al.（1987）も，退院前のLBWIの母親は，退院後の特別な準備の必要性を意識していると報告しているように，ステージIVの後期には育児の不安が具体的になってくるといえる。

以上のような，ステージIVの中での，児の状況への不安や，育児への不安の質的な変化は，重症児の母親ではステージIVの中で変化が生じたが，より軽症児の母親の場合，ステージIVの前ですでに変化が生じていると推測される。

3.4.4 母親への心理的支援

事例に対応する際に，Thは，調査研究で理解されたような不安変遷を意識しながら，また，母親の不安がどのような背景に基づき生じているかの不安の発生機序について考慮に入れながら，臨床心理学的介入を行った。

その上で，その発生機序を出産状況や児の医学的問題，これまで述べてきたステージの不安特徴との比較などから推測し，この不安が生じてきても無理のない不安であるかどうか，早急に解決すべき不安かどうかなどを判断する。

事例を振り返ると，事例A，B，Cの母親に対して，Thが取った対応は，個々の事例で詳細には異なるが，整理すると以下のように3点に大別された。

第1に，母親の不安に早急に応えるというよりは，訴えをよく聞き，その背景を理解しようと努めながら，見守る対応を取った。中でも，事例B，Cのように，Thが母親の出産体験についてじっくり伺うことは，母親の傷つき，ショック，罪責感を癒すことに非常に有効であったと考えられる。このように，特に出産状況や児の医学的状況から不安が強く生じても当然と考えられる場合や，LBWIの出産という体験に，傷つき，児への罪責感を強めている場合に，母親の話を聞き続けるThの姿勢は，橋本（2000），Minde et al.（1980）も指摘しているように，母親にとって非常に重要であったと推測される。

第2に，母親の不安，特に疑問をThに訴える場合には，事例A，Cのように十分注意して，児の発達特徴や経過などの具体的な情報を与えた。これにより，母親は今後の見通し，現状理解が進み，新たな認識を得ることが可能となり，不安が収まることがあった。また，その疑問に応えられない，もしくは応えない方が相応しいと判断した時には，母親と一緒に医師や看護師に聞く，または，医師や看護師に報告し，母親に伝えてもらうなどの方法を取った。

  第3に，医師，看護師に対して，母親の不安の内容となぜそれが生じているかについて説明し，その上で望ましいと思われる対応方法を伝えた。これにより，医療スタッフと共通認識を持つことが可能となり，結果的に母親をスタッフ全員で支えることに繋がっていたと考えられる。スタッフ全体で，母親の理解を進めたことは，母親を抱える機能を整えることとなり，母親はこの中にいるからこそ児と安心して関わりを持つことができるようになる。心理臨床家が母親を支えることは，母親が児を支えることに繋がっているため，NICUそのものが，母子を育むような環境になったと考えられる。

  以上が，Thが今回の事例で主に取った対応である。母親への対応は，一度すればそれで終わりではなく，その対応がこの母親にどう受け止められているかを絶えず意識しながら行うことが重要であろう。

  次に，本事例研究の意義について触れる。

3.4.5 本事例研究の意義

  本事例研究は，MESCLの4ステージに沿って，筆者の臨床活動から得た母親の不安を整理した点が新しい視点といえる。これにより，NICU入院中のLBWIの母親の不安変遷と不安発生機序についての考察を深めることが可能となった。そしてその結果，調査研究では認められなかった行為への不安が多く訴えられるという新たな知見が確認された。さらに，同様に調査研究では認められなかった生存への不安は，やはり本事例研究においても訴えられず，調査研究の結果を補完した。また，調査研究では困難であったが，本事例研究から，母親の体験前の心のありようや体験後の心の動きについて細かく捉えることが

可能となった。つまり，母親が児との間で体験した出来事により，母親の心理や行動が変化していくことがどの母親からも確認された。この体験と母親の心理の変化について，本事例研究から再度理解が深まったことがある。それは，サモンズ・ルイス（1990）が，"…（略）喪失からうまく立ち直り，未熟児に愛着をもちはじめた親は，授乳や沐浴なども上手にできるようになるが，その逆は必ずしも真ではない。沐浴を学習することが子どもへの愛着を確実なものにするわけはない"とし，"…（略）親たちは，心の準備ができていないと，これらの練習に参加しても強制されたように感じることが多い"と指摘していることである。一般的には，この心の準備は，母親が体験する出来事までに自然に整っていくようだが，児に触れることができなかった事例Bの母親のように，しばしば心の準備が遅れることもあった。母親の準備が整わない時，その背後にある母親の，児への罪責感に代表される様々な感情をスタッフ側が認識し，心の準備が整うのを待つことが，母親を支援する上で大切であることが確認された。

次章の総合考察では，調査・事例研究をまとめ，本書の主目的である，NICU入院中の母親の不安変遷と不安発生機序を論じる。

第4章

総合考察

本書では，NICU に入院中の LBWI の母親を臨床家がいかに支援するかの示唆を得るために，不安に関しての一連の実証研究を行った。そして，NICU 入院中の，LBWI の母親の不安変遷と不安発生機序を明らかとすることを主目的とした。

　この不安を考慮に入れた心理的支援は 2 つの意義があると考えられる。すなわち，(a) 母親の情緒的混乱を支えるという側面，そして，(b) 児の心理・社会的発達を支えるという側面である。つまり，産褥期の不安に焦点付けた母親支援は，母親の精神衛生を向上させるだけでなく，母親が児との関係性をはぐくみ，そして児の心理・社会的発達の歪みを予防することに繋がるのである。

　しかしながら，これまで産褥期の母親の不安研究は，不安が抑うつの一部として捉えられてきたため，抑うつの研究ほど，関心が集まってこなかった (Adewuya & Afolabi, 2005；Matthey et al., 2003；Wenzel et al., 2003)。これに対して，近年，産褥期には抑うつよりもむしろ不安がテーマになりやすいこと (Adewuya & Afolabi, 2005)，不安が抑うつの予見因子として考えられること (Matthey et al., 2003；Wenzel et al., 2003) などが明らかとなり，注目を浴びている。本邦においても，清水 (1994) が，"長期間わが子を NICU に委ねている親の不安にも，臨床医は対応しなければならない" とし，編者となった「不安の臨床」において，産褥期の母親の不安を扱っていない点を述べており，母親の不安への対応の必要性および課題を述べていた。

　この現状を踏まえ，本書では，不安を調査するにあたって調査研究 (第 2 章) と事例研究 (第 3 章) を行ったので，これらの研究から，LBWI の母親の不安の程度，不安の内容，不安への影響因子を順に整理し，最後に不安変遷と不安発生機序について考察する。そして，心理的支援に向けて，明らかとなった心理臨床家の視点と対応について述べる。なお，表 4.1 には，MESCL(LBWI 版) のステージ I から IV のそれぞれの項目を，そして，MESCL ステージに特徴的な LBWI の発達段階を示した。これらのステージに対応して，まず，LBWI の母親の特徴に関して，調査研究から整理された不安の内容 (50% 以上の出現頻度の項目)，事例研究から整理された不安の内容，不安への影響因子の 3 点

第 4 章　総合考察

表 4.1　LBWI の母親の NICU での不安変遷と不安発生機序

MESCL ステージ		I	II	III	IV
母親体験の特徴		出産直後	保育器内での関わり	保育器外での関わり	直接授乳の始まり
MESCL(LBWI)の項目		児に面会する	母退院	器外抱擁	直接授乳
		児へ声をかける	器内抱擁	器外ボトル授乳	沐浴指導
		児に触れる	器内おむつ交換	コットでおむつ交換	退院指導
		搾乳する	器内哺乳瓶授乳		退院時期を決める
児(LBWI)の発達段階		清拭可能	呼吸器抜去	保育器外抱擁可能	直接母乳授乳可能
		ミルク経管注入開始	保育器内酸素カット	ベースン浴可能	コット室に移動
			点滴抜去	経口哺乳可能	自律哺乳可能
			保育器内抱擁可能	コットに移動	
LBWI の母親	調査研究による不安特徴*	1 児の発達への不安	1 児の発達への不安	1 児の発達への不安	1 児の発達への不安
				2 分離不安	1 児の状況への不安
				3 育児への不安	3 育児への不安
	事例研究による不安特徴	行為への不安(触れること)	行為への不安(おむつ交換・カンガルー・ケア)	行為への不安(保育器外抱擁・保育器外授乳)	行為への不安(直接授乳)
		児の医学的状況への不安 ──────────────────────→			児の外見・行動特性にまつわる状況への不安
				漠然とした育児への不安 ──→	具体的な育児への不安
	不安への影響因子	(a) 児の出生児の医学的所見 (b) 児の現在の状況（医学的状況・発達状況） (c) 医療スタッフの説明や対応 (d) 母親の児への関わり (e) 母親の出産前後の体験の捉え方や認識 (f) 夫や家族の精神的支援や実質的支援 (g) 母親の特徴（自我機能の健常性）			
NI の母親	調査研究による不安特徴*	1 児の発達への不安	1 育児への不安	1 育児への不安	1 育児への不安
		2 育児への不安			1 児の発達への不安
		2 自身の体調への不安			

＊：50% 以上の出現率であった不安内容について出現率の高い順に並べて記載した

を整理してある。次に，NIの母親の特徴に関しても，ステージごとに調査研究から整理された不安内容（50%以上の出現頻度の項目）を提示してあるので，適宜参照していただきたい。

4.1　低出生体重児の母親の不安の程度

調査研究より，LBWIの母親は，NIの母親に比して，NICU入院中すべての時期（MESCLステージ）を通して不安の程度が高く，これまでの知見をほぼ支持したといえる（Choi, 1973 ; Gennaro, 1988 ; Singer et al., 1996）。さらに出産直後のステージⅠから退院直前のステージⅣまで，高い不安が持続し，不安の程度は時期により変化しないことも明らかとなったが，この点に関しては，LBWIの母親がNIの母親よりも高い不安を示すのは，出産後第1週目のみであると結論づけたGennaro（1988）とは異なる結果となった。これはおそらく，対象となった調査時期の違いが影響していると考えられた。すなわち，Gennaro（1988）の調査した，出産後第2週目以降は，NIの母親ではすでに児と自宅での生活を開始しており，これにより不安が上昇していることが推測された。このためにLBWIの母親との差が認められなかった可能性がある。一方，本調査研究では，児の入院中に両母親群の比較を行ったため，Gennaro（1988）の結果と異なったと考えられる。

いずれにせよ，LBWIの母親の不安は，NICU入院期間を通してNIの母親よりも高く，また持続していたことが明らかとなり，NICUでの継続した支援の必要性が示唆されたといえる。

4.2　低出生体重児の母親の不安の内容

調査研究から，産褥期の母親が示した不安内容は，共通項目と特徴項目に分けられた。共通項目は，LBWIの母親にもNIの母親にも認められた項目で，児の状況への不安，児の発達への不安，育児への不安，母親自身の体調への不

安，今後の母親自身の身体精神面への不安，母乳に関する不安，母親自身の仕事への不安，夫の身体精神面への不安，夫との関係性への不安，祖父母への不安，病院への不安，経済面への不安の12の内容に整理された。さらに，児に行う行為に対して不安が生じる行為への不安が事例研究で付け加えられた。この行為への不安は，LBWIの母親との面接の中で，母親と共にいる体験を通したからこそ整理されたものであると推測される。

特徴項目は，LBWIの母親のみに現れ，分離不安の1項目のみであった。つまり，LBWIの母親の不安内容は，NIの母親の不安とほぼ同じ内容を示したといえる。以上の結果は，サモンズ・ルイス（1990）の"不安や心配の多くは，成熟児の親たちのそれと違うものではない"との指摘を支持したといえる。

すでに，第1章の問題と目的で示したように，LBWIの母親の不安内容は，児の生存への不安，児の発達への不安，児の状況への不安，母親の行う行為への不安，育児への不安，母親自身の体調への不安(Casteel, 1990；江藤他, 1998；Pederson et al.,1987；サモンズ・ルイス，1990；Smith et al., 1969；横尾・内田，1983) から検討され，本調査研究結果とも，かなり重複が認められ，部分的にこれまでの知見を支持したといえる。

次に，不安の現れ方の頻度に注目してみると，調査・事例研究で頻繁に現れた内容は，表4.1に示したように，児の発達への不安，児の状況への不安，育児への不安，行為への不安であった。これまでの知見では，児の生存への不安（藤本，1990；Kaplan & Mason, 1960；Pederson et al.,1987；サモンズ・ルイス，1990）が非常に強調されていたにもかかわらず，調査・事例研究ともにこの不安はほとんど認められなかった。この結果の差は，調査・事例研究ともに，プロスペクティブな方法論を用いたことが影響していると考えられる。すなわち，児を目の前にして今を不安に思っている母親は，児の生存を前提とした上で不安を語っていると考えられる。母親は心にとどめておく不安と表出しやすい不安を抱えていると推測され，NICUで母親を援助する際には，このような児の生存への不安と，前進への歩みが織り成しあった母親の感情を受け止め，今ここでの母親の気持ちに寄り添うことが重要であった。

以上のことから，NICU 入院中には，特に，児の発達への不安，児の状況への不安，育児への不安，行為への不安に注目し，これらの不安が，どのように現れ，変遷していくかを捉えることで，母親の不安特徴が把握可能と考えられる。

4.3 低出生体重児の母親の不安への影響因子

LBWI の母親の不安は，出産経験があると不安が低下する NI の母親とは異なり，出産経験よりも児の医学的所見(出生体重と出生在胎週数)，すなわち，児の出生体重が少ないこと，児の出生在胎週数が短いことが，不安の高さに影響しており，これまでの知見を支持した（Gennaro, 1988）。初産婦，経産婦にかかわらず，児の体重が少なく早産である場合に，母親への支援の必要性が高まることが理解された。また，特性不安が高い場合も母親を不安にさせていた。さらに，事例研究を行うと，児の出生体重，出生在胎週数といった出生児の医学的所見が母親の不安に非常に大きい影響を与えていることが理解されたが，これに加えて以下の要素が絡み合いながら不安を助長させたり，逆に収めたりしていた。

再度，これらの要素を整理すると，(a) 児の出生時の医学的所見，(b) 児の現在の状況（医学的状況・発達状況），(c) 医療スタッフの説明や対応，(d) 母親の児への関わり，(e) 母親の出産前後の体験の捉え方や認識，(f) 夫や家族の精神的支援や実質的支援，(g) 母親の特徴（自我機能の健常性）である（表 4.1 参照）。

つまり，児の体重が少ない（出生在胎週数が短い）ことで母親は非常に不安になる。これに疾患が重なり，児の状況がなかなか落ち着かないことによって，医師から次々に説明を受けることになる。すると，その内容によっては，母親は児の状況を不安に思い，今後の発達への心配をする。しかし母親が児に行うケアなどの関わりを通して，児の成長を確認することで，児への安心感も増えてくる。児へのケアをする中で，一時的に母親が行う行為への不安を覚えるこ

ともあるが，何度か繰り返すことによって不安は収まり自信に繋がっていく。また，児との関係を結ぶ中で，出産体験をどのように捉えているかは母親の不安に大きく影響し，これらの体験を整理することで児と向き合えるようになっていった。さらに，夫や家族の支援は，母親が不安を収めていることに繋がっていた。また，母親の自我機能に代表される母親の特徴も不安に影響していた。例えば，自我機能が脆弱な場合には，不安耐性が低く，様々な NICU での出来事に対処しにくくなることは想像に難くない。なお，この母親の特徴に関しては，後述の「4.5 支援における心理臨床家の視点と対応」でも詳しく述べる。

以上の要素が重なり合って，母親は不安になったり，また一方で落ち着いたりと，不安と前進への歩みとが織り成しあっていた。それぞれが独立して母親の不安に働くというよりはむしろ，Doering et al.(2003) が指摘するように，絡まりあった形で影響していた。

4.4 低出生体重児の母親の不安変遷と不安発生機序

これまで，不安変遷と不安発生機序についての詳細な研究は認められず，本調査・事例研究から，新たな知見を見出せた。以下にステージの経過に沿って論じる（表 4.1 参照）。

まず，ステージ I の母親は，出産状況に加え，児の医学的状況，それにともなう処置や説明のため，混乱状況に追い込まれる。この状況にあっても，母親が最も関心を向けるのは，児にまつわることであった。中でも児の発達への不安は次々と表明された。さらに，発達への不安とともに語られやすかった不安が，児の状況についての不安である。この時期に，児の医学的疾患が重篤である場合には，表 4.1 に示したように，ますます目の前にいる児に何か異常がないかという児の医学的状況への不安が強くなり，なかなか収まりにくい。しかし，このような混乱状況にあっても，母親は，児をケアすることとなると，積極的に関係を持とうと努力していた。

次に，ステージ II の母親は，児の発達への不安を抱くものの，NICU や児に

ついての理解が進み，それほど強く児の状況への不安が現れず，一時的に落ち着くことである。ステージⅡでは，児が徐々にステージⅠの急性期から脱し，母親は保育器の中での関わり（触れる・おむつ交換）やカンガルー・ケアができるようになる。そのため，母親が主体となって児と関わりを持つことが可能となる。しかし，児が重症であれば，医学的問題（目や肺の発達）が重篤であることに加え，母親主体で児に関われないことで，児の状況をどう理解してよいか判断がつきにくくなってしまう。そのため，児の状況への不安も当然強く訴えることとなる。

そして，ステージⅢの母親は，依然として児の発達への不安が強く生じやすい。さらに，児への不安ばかりでなくそれ以外への不安（育児への不安・分離不安）にも目を向けられるようになり，母親の不安は多様化した。しかし，児が重症な場合，特に未熟児網膜症や慢性肺疾患などに罹患している児の母親からは，その疾患に対する不安（児の状況への不安）が非常に強く訴えられる。このように児が重症な場合は，母親の不安は多様化せず，当面の課題となっている疾患の状況により，母親は不安になったり，希望を抱いたりと，不安と前進への歩みとの織り成しあいが認められた。

さらに，MESCLステージⅣの母親の不安特徴は，児の発達への不安とともに児の状況への不安が同程度に抱かれやすいこと，また，退院に向けて，育児への不安がステージⅢに比してさらに強まることであった。また，不安内容の質の変化も特徴であった。表4.1に示したように，児の状況への不安に関して述べると，ステージⅣの初期には，児の医学的状況への不安が現れやすかったが，児の疾患が改善されてくると，徐々に児の外見への不安へと移り変わっていった。さらに，児の疾患が改善されてきた頃，育児への不安が現れやすく，そしてまた，この育児への不安の質も，初期の漠然とした不安から，後期には具体的な不安内容へと移り変わっていった（表4.1参照）。このような，児の状況への不安や，育児への不安の質的な変化は，重症児の母親ではステージⅣの中で変化が生じたが，より軽症児の母親の場合，ステージⅣの前ですでに変化が生じていると推測される。

なお，以上のような LBWI の母親の不安変遷は，NI の母親の不安のステージ変化とは全く異なっていた。すなわち，NI の母親は，ステージ I では，児の発達への不安を最も抱きやすい。しかし同時に，育児への不安や自分自身の体調への不安も抱きやすく，育児や自分自身へと関心を向け，不安が初めから多様化している。そして，ステージ II 以降は，育児への不安が最も現れやすく，この特徴はステージ IV まで持続したのであった（表 4.1 参照）。この過程を，NI の母親は 1 週間程度で進むが，LBWI の母親は数ヶ月かけて進んでいく。そして，この時間の長さの違いだけではなく，その変遷も NI の母親とは全く様相を異にしていた。

4.5　支援における心理臨床家の視点と対応

　それでは，実際に LBWI の母親に出会った際にどのような視点を持ちながら，支援を行っていけばよいのかについて整理する。

　心理臨床家は母親に出会うと，当面医療スタッフからの依頼理由となった課題に留意しながら，母親の不安の中核となる問題を同定する必要がある。その上で，すでに不安への影響因子で整理した 7 項目，すなわち，(a) 児の出生時の医学的所見，(b) 児の現在の状況（医学的状況・発達状況），(c) 医療スタッフの説明や対応，(d) 母親の児への関わり，(e) 母親の出産前後の体験の捉え方や認識，(f) 夫や家族の精神的支援や実質的支援，(g) 母親の特徴（自我機能の健常性）についての情報を把握し，母親の不安の発生機序を推測する。特に，この不安発生機序の理解には，現実的な情報収集に加え，(g) の母親の特徴に関連するが，それらの情報や出来事を母親がどのように受けとめているかの視点も重要になってくる。そのために心理臨床家は，母親の語る内容に注目するとともに，母親が不安をどのように受け止め，語るかという形式的な様相を観察する必要がある。なぜなら，深刻な内容でもどのように受け止めて語ろうとしているか，母親が事態の当事者としてどの程度関与しているか，周囲や心理臨床家への働きかけは適切かなどに注目することにより，不安発生機

序の理解が進むことに加え，母親の自我機能の健常性も評価可能となるからである。

以上の情報を捉えつつ，これまで述べてきたMESCLステージの不安変遷との照らし合わせから，母親の不安が生じてきても無理のない不安かどうか，早急に解決すべき不安かどうかなどを判断し，適切な対応を考慮する。また，特に，MESCLステージの不安変遷と異なる特徴を示した場合には，なぜそのような状況にいるのかを考える上で，これらの視点は有用である。

次に，心理臨床家の対応について考えてみる。臨床的な対応は，個々の事例で詳細には異なるが，大きく3点に分けられる。

第1に，母親の不安の訴えをよく聞き，これに早急に応えるというよりも，見守る対応を取る場合である。特に出産状況や児の医学的状況から，不安を強く訴えざるを得ないような場合に，話を聞き続ける心理臨床家の姿勢は，母親にとって非常に重要である。橋本（2000）が指摘するように，母親の心の傷つきを癒すことにもつながるであろう。橋本（2005）の調査では，NICU入院児の両親は，「つらい気持ちを聴いてほしい」「ただ話を聞いてくれて，思い切り泣ける場があるだけでも…」「不安に耳を傾けて」と述べていた。つまり，自分たちの思いを聴き，そのままに受け止めるケアを望む記載が多かったという（橋本，2005）。このことからも，見守る態度がいかに望まれているかが理解される。

第2に，母親の不安，特に疑問を訴える場合には，十分注意して具体的な情報を与える必要がある。情報がないことで，不安になっている場合は，児の発達特徴や経過を伝えることは，母親に新たな認識を与え，思い込みや勘違いを解くのに重要である。また，その疑問に応えられない，もしくは応えない方が相応しいと判断した時には，医師や看護師に尋ねる場に同席したり，医師や看護師に連絡して，母親へ説明してもらうなどの連携を取ることになる。

第3に，医療スタッフに母親の不安の内容と，それが生じている背景について説明し，その上で望ましいと思われる対応方法を伝えることである。これによって，医療スタッフと共通認識を持つことが可能となり，結果的に母親をス

第4章 総合考察

タッフ全員で支えることに繋がっていくと考えられる。スタッフ全体で，母親の理解を進めることは，母親を抱える機能を整えることとなり，この中にいるからこそ母親が児と安心して関わりを持つことができるようになる。その結果，臨床家が母親を支えることは，母親が児を支えることに繋がっているため，NICUが母子を育むような環境（橋本，2000）になったと考えられる。

心理臨床家は，母親の特徴を見極めながら，NICUでこれらの対応を微妙な匙加減で行い，母親を支えていくことが求められているといえる。

4.6 本書の意義

本書の意義は2点挙げられる。

まず第1に，NICU入院中のLBWIの母親の不安変遷と不安発生機序を明らかとすることを目的として一連の研究を行い興味深い結果を得ることができたが，このようなNICU入院中のLBWIの母親の不安に焦点付けた研究は本邦初であった点である。また，諸外国においても，不安の変遷を論じた研究は認められず，この点でも新たな知見を示すことが可能となった点である。

第2に，本書では方法論として，NICUでの母親の体験する出来事を軸に整理した。筆者が，臨床観察の結果から体験を軸に不安を整理した理由は，スターン（2000）の関係性モデル図（図4.1参照）を考慮に入れていたためである。ここで，スターンの関係性モデル図の理解を深め，本書のさらなる意義を考察する。なお，図4.1で，Bとは児を，Mとは母親を，repとはrepresentation（表象）を，actとは顕在的行動を示している。

スターン（2000）は，親-乳幼児心理療法の臨床場面での親子の関係性を以下のように説明している。母親の相互作用行動（図4.1のMact）の背後には，記憶の集積と個人的解釈の混合物である表象[*35]（representation）が存在している。そしてこの表象を通して母親は，相互作用の客観的な出来事について，

[*35] 母親の表象は，(a) 乳幼児についてのスキーマ，(b) 母親自身についてのスキーマ，(c) 夫についてのスキーマ，(d) 実母に関するスキーマなどがある（スターン，2005）。

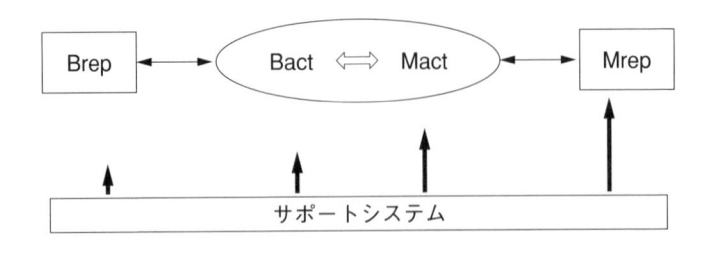

```
    [Brep] ←→ ( Bact ⇔ Mact ) ←→ [Mrep]
       ↑         ↑      ↑         ↑
    ┌──┴─────────┴──────┴─────────┴──┐
    │        サポートシステム         │
    └────────────────────────────────┘
```

図4.1：スターンの関係性モデル図（2000）

児の行動（図4.1のBact）と自分自身の行動を主観的に体験し解釈する。同様に児の行動の背後にも表象（図4.1のBrep）が存在している。このような力動的なシステムを関係性と位置づけている。そしてサポートシステムの視点から，最もサポートが向けられているのが母親の表象であるとしている。

以上のスターンの図式に，筆者がNICUでの臨床観察から理解した低出生体重児と母親の関係性のモデル図を提示する（図4.2参照）。すなわち，児に対する母親の予め形作られた表象（図4.2のMrep）が存在する。そして，この表象は，母親が児との間で体験するケアという行為化を通して，母親の表象世界に再度取り込まれ，新たに形作られて，これにより児と新しい関係性が生じる。そしてその新しい表象が，行為化を繰り返すことにより，さらに新しい関係性を発展させていくのである。つまり，母親の行為化，体験の積み重ねが，母親の表象に影響を与え，関係性に変化をもたらす，もしくは関係性を築き上げていくと考えられる。スターン（2000）の図式（図4.1参照）との相違は，児の医学的・発達状況が，児の行動に大きく作用しているということである。児の医学的・発達状況が改善しない，もしくは遅延していると，相互交流が行いにくく，関係性の変化には結びつきにくい。児の医学的状況が落ち着き，発達が進むと，相互交流を活発に行うことが可能となり，関係性の変化に繋がっていくと推測される。この意味でLBWIと母親の関係性は児の成熟に左右されているといえる。

第 4 章 総合考察

```
           ┌─────────────┐
           │ 児の医学的・ │
           │  発達状況   │
           └──────┬──────┘
                  ↓
┌──────┐    ┌──────────────────┐    ┌──────┐
│ Brep │ ←→ │ Bact  ⇔  Mact    │ ←→ │ Mrep │
└──────┘    └──────────────────┘    └──────┘
  ↑           ↑      ↑      ↑
┌────────────────────────────────────────────┐
│             サポートシステム                │
└────────────────────────────────────────────┘
```

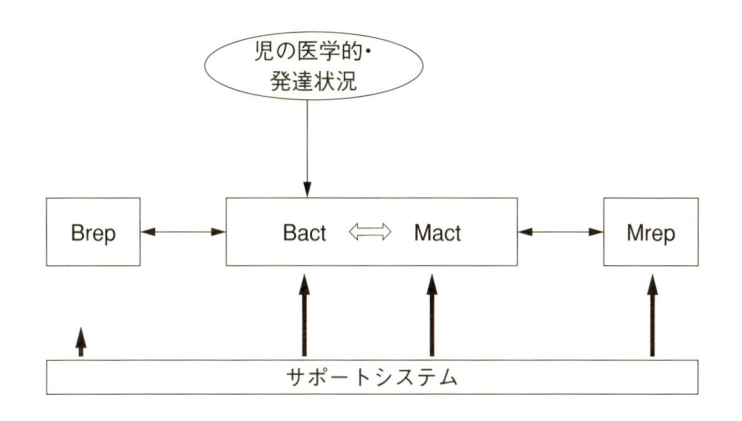

図 4.2: NICU における関係性モデル図

　なお，NICU でのサポートシステムは，従来は児に向けられことが多かった。最近では，児の行動面への働きかけとでもいえるタッチ・ケア（児の体に直接触れ，優しくマッサージをする）が盛んに行われている。また母親への行動面へのサポートは，従来から看護師による沐浴指導や授乳指導が行われている。そして，今後 NICU の中でますます必要になってくるのが，母親の表象へのサポートである。NICU 関係モデル図（図 4.2）で，母親の表象に向かう矢印は，今後の期待値を表している。

　この母子の関係性について，調査研究で示した臨床観察の母子を例に取ってみると，第 4 回で児の急性期の身体的な問題が少しずつ落ち着いた際に，母親は児のおむつ交換を保育器の中で行った。すると「人形とは違いますね。生きてるって感じがしました」と語った。このことを先ほどの NICU における関係モデル図（図 4.2）に照らし合わせて理解すると，母親の表象（図 4.2 の Mrep）には，あらかじめ児は人形みたいという認識が存在する。そして，保育器内でおむつ交換という体験（図 4.2 の Mact）を新たにすることで，「人形とは違いますね。生きているって感じ」と実感し，新しい表象世界（図 4.2 の Mrep）

145

が作られていく。すると，今までは指先のみで触れることが多かったが，手のひらで児の足をすっぽり包んでもむような，遊びの要素のある行動（図4.2のMact）が観察されてくる。この時期，児の反応はいまだ弱いため，相互交流とまではいかないが，児との間でなされた体験（保育器内おむつ交換）によって母親の表象世界が変化し，そして行動が変化したと考えられた。その後，児の体温調節が可能となり，児を保育器の外で抱擁する体験をすると，母親は「重くて驚きました」「首がかくかくして怖い」と語る（第6回）。このことは，母親には，児の体重は軽いという表象（図4.2のMrep）があると推測され，これが抱擁体験（図4.2のMact）によって，意外と重いことが理解される。一方で，「首がかくかくして怖い」と不安も生じてくる。しかし，今後についての母親の新しい表象，すなわち「これから赤ちゃんらしくなるんですね」も形作られ，関係性も変化していく。このように体験を重ねることで，母親の表象世界，特に児にまつわる表象世界が変化していくのである。その後，この母親は，保育器外での抱擁体験を積み重ねたことで，「足を持って抱くと安心するみたい（第7回）」と児の特徴をよく理解し始め，なおかつ児との豊かなコミュニケーションが観察されるようになった。

　このように児との間での体験がきっかけとなり，母親の表象が影響を受け，この表象が母親の行動に影響する，というように力動的に影響しあい，児との関係性が形作られていくと考えられる。

　つまり，本書で用いた方法論（体験を軸に整理）を，スターン（2000）の関係性モデルから考察すると，母親の体験を軸に整理した不安理解は，母親が単に体験をしたか，しないかという点を問題にしているのではない。すなわち，母親の体験の背後にある母親の表象（スターン，2000）を想定していることから，心理的支援を行う際にまず必要となってくる母親理解を深めることに有用であった。このような視点を持つことで，本書で示された母親の不安理解と対応は，LBWIの母親だけでなく，さらにNICUに入院中の児の他の母親にも応用可能と考えられた。

　本書の意義について考察したが，最後に本書の限界と今後の展望について述

べる。

4.7 本書の限界と今後の展望

　本書は，NICU入院中のLBWIの母親の不安変遷と不安発生機序を明らかとすることを目的として一連の研究を行ったものであるが，興味深い結果を得ることができた。これらの知見を臨床現場に還元することで，LBWIの母親支援の一助となると考えられる。

　一方で，以下の点でさらなる検討が必要と考えられた。

　すなわち，これまで類似の研究が認められず，比較検討が困難なことから，筆者の調査・事例研究からの理解が中心となってしまったことである。今後，新たな研究との比較において，さらに，この時期の母親の不安について推敲が必要である。

　また，LBWIの母親の中でも，体重が1000g未満のELBWIと1500g以上のLBWIでは，母親の不安の変遷が，部分的に異なることが理解された。今後は，重症度（体重）によって，母親の不安変遷がいかに現れてくるかを検討し，臨床現場に還元していきたい。

　さらに，本調査研究では，調査を何度もお願いする縦断研究を行うことは母親の負担が大きく，困難であった。しかし今後，一人の母親を継続的に追跡していくことが臨床的に可能であれば，さらに詳細な理解が可能になると推測される。そのために，臨床的な介入を行いながら調査をしていく方法を模索したい。

　また，本書では扱わなかったが，長期的に母親の精神衛生を向上させ，児の心理社会的発達を支えていくためには，NICU退院後の母子支援も非常に重要である。

　そこで，本書で扱ったいくつかの事例のうち，退院後に筆者が多少なりとも関わりを持つことのできた事例のその後について触れながら，これまで行われてきたNICU退院後の母子支援研究の特徴を整理した。以下に示す臨床観察

事例の2事例は，調査研究では詳細に記載していない事例であるが，退院後も筆者と関わりが可能であったことから取り上げた。まず，臨床観察事例のうち双胎（慢性肺疾患に罹患したELBWIと脳室白質周囲軟化症に罹患したVLBWI）の母親は，児が小学1年生の時に乳幼児期の子育てを振り返り，「（身体的に落ち着かず）1年間は病院通いで，本当に子どもが生きていけるのか，成長できるのか」や「死んじゃったらどうしようって。何でもないのに，ふと思うとすごく怖くて…」と3歳までは，発達への不安，中でも生存への不安を非常に強く抱いていたことを語った。

一方で，別の臨床観察事例の母親（慢性肺疾患に罹患したELBWI）は，やはり児が小学1年生の時に，乳幼児期の子育てに関して，「1年間は肺の機能が弱いために月に1回病院通いで，心配だった」ことを語ったものの，上述の事例よりもいくぶん楽天的だった。

この母親の不安の現れ方の違いの背景には，妊娠，出産の状況が影響していると考えられる。というのも，後者の母親が自然な妊娠であったのに対して，前者の母親は体外受精で児を妊娠したのであった。この体外受精による妊娠に，母親はNICU入院中から非常に強く罪責感を抱いていた。幸いにも前者の双胎の母親は，「子どもを失う恐怖感が，普通のお母さんよりも異常なくらいある」と客観的に自分を観察し，「それだけじゃ何もできないし，心配ばかりしていてもしようがない」と前向きに捉えていたが，このような場合，NICU入院中から，喪の作業を行うことが，その後の母親の精神衛生にとって重要であると考えられる。さらに，NICU退院後の母親支援を考える際に，どのような状況で妊娠，出産となったのかを心理臨床家が捉えておくことも，母親の心理を理解し，支える上で非常に大切であると考えられる。

また，第3章の事例研究で扱った母子のうち，退院後に筆者が出会うことが可能となった事例はB，Cであった。まず，事例Bの母親は，児が修正1歳6ヶ月の頃，NICU入院中から課題であった食事量の少なさとそれによる発育の遅れを心配していた。そして，事例Cの母親は，児が2歳半の時に，ことばの発達が遅いことと，動き回りすぎることについて強い不安を示した。

それでは，事例B，Cの母親が訴えたような児の発達的特徴は，LBWI特有のものなのであろうか。この，LBWIの発達的側面の研究は最も関心が高く，多くの研究が行われている。例えば，LBWIは，行動の組織化がコントロールしにくく，刺激に対して抑制がかかりやすいと言われている（Minde, 2000 b）。このような特性をもつLBWIに対して，母親は，過剰な刺激を与えることで，児の反応の少なさを補おうとし，結果的に今度は，抑制から過活動へと児が変化してしまうという。このようにLBWIの特徴と母子の関係性との関連でも研究が進められている。

 また，事例B，Cの母親が示した不安の程度は，NIの母親と比較していかなるものなのであろうか。例えば，Singer, Salvator, Guo, Collin, Lilien & Baley (1999) は，慢性肺疾患に罹患したVLBWI，慢性肺疾患に罹患していないVLBWI，NIの3群について，母親の不安の程度を比較している。これによると，母親の不安（心理的苦痛）の程度は，児が2歳になった時点では，慢性肺疾患に罹患していないVLBWIの母親と，NIの母親との差は認められないが，慢性肺疾患に罹患したVLBWIの母親は，他の2群の母親より強い不安を抱くという。また，3歳の時点では，NICUでの疾患の有無と母親の不安（心理的苦痛）は関連が認められなくなり，むしろ，児に発達的遅れがある場合に，VLBWIの母親の抑うつが深刻であったという。このように，母親の不安や抑うつといった心理的特徴は，単に低体重で出生したという事実だけでなく，児の年齢，周産期要因（出生体重や罹患した疾患など），児の現在の発達状況などの複数の要因に影響を受けているようである。本邦でも，母親の不安の程度と児の発達の程度との関連についての研究が認められる（例えば，森川・出口・日下・竹内・中永・佐竹，2000；斉藤・川上・前川，2000）。これに加えて，母親がどのような不安を抱きやすいのかといった不安の内容についての研究もなされていた（例えば，芦野，1998；中村・臼井・中田・津村・小林・中西・安枝・田辺，1991；岡部・加藤・広明・大島・高井・森崎・得能・西川・新畑・加藤，2000）。

 このように，退院後の母子支援は，上述したようなLBWIの発達的特徴（例

えば，本城，1996；武藤，1997；Minde, 2000 b；Patteson & Barnard, 1990；氏家，1990による文献研究が参考になる)，母子の関係性の特徴(例えば，Goldberg, 1978；井上，2004；神谷，1994；Patteson & Barnard, 1990；氏家，1990による文献研究が参考になる)，母親の心理的特徴（例えば，神谷，1994；Patteson & Barnard, 1990による文献研究が参考になる）などの視点から研究が行われているが，これらの研究の意義は，LBWIの心理・社会的発達の危険因子を早期に同定することを目指し，母子に対して早期から支援や介入を行うための手がかりを探求しようとしているところにある。

以上から，NICU退院後のLBWIと母親を支える一貫した体制を作ることは，児の心理・社会的発達にとって非常に重要であり，筆者も今後，NICU退院後を含めた長期的な母子支援を考慮に入れていきたいと考えている。その中で，NICUでの母親への心理的支援がその後どのように活かされるかの検討も行っていきたい。

第 5 章

付録 1　低出生体重児

本章では，本書で対象となった低出生体重児について概観する。まず，「低出生体重児の定義」について触れ，次に，新生児集中治療室に入院することになった低出生体重児がどのような環境に置かれるかの「低出生体重児を取り巻く環境」を図を提示して説明する。また，低出生体重児の産まれる頻度を「低出生体重児の疫学」で示し，さらに，「低出生体重児の特徴と発達」で，低出生体重児がどのような外見や生理学的特徴を持ち，発達していくかなどを説明する。そして，低出生体重児がどのような疾病に罹患しやすいかを出生後から時間軸に沿って「低出生体重児の疾病」で触れる。最後に，「低出生体重児の予後」を示す。

5.1 低出生体重児の定義

一般に低出生体重児ということばより，未熟児ということばの方が，親しみがあるのではないだろうか。それでは，未熟児とはどういう新生児をいうのであろうか。未熟児（premature infant）とは，子宮外生活に適応するのに十分な成熟状態に達していない新生児をいう。過去には世界保健機構（World Health Organization：以下 WHO とする）の定義で出生体重が 2500 g 未満の児を意味する時代があったため，今日でも慣用的に低出生体重児と同義に用いられることが多い。しかし正しくは出生体重や出生在胎週数を問わず，未熟徴候の認められる児が未熟児に分類されるという。

出生体重の呼称は，疾病及び関連保健問題の国際統計分類（International Statistical Classification of Diseases and Related Health Problems：以下 ICD とする）の改訂版，ICD-10 において，出生体重が 2500 g 未満の児を low birth weight infant（低出生体重児）と呼び，さらにそのうちの 1500 g 未満の児を very low birth weight infant（極低出生体重児），さらにそのうちの 1000 g 未満の児を extremely low birth weight infant（超低出生体重児）と呼ぶことが定められている。ICD-10 のこの定義は，WHO が 1989 年に発表し，日本国内においては，1995 年に入ってから採用された。

このように未熟児という名称は，出生体重の軽い児を表すために用いていたのだが，現在では低出生体重を示して未熟児という名称を使用すべきではないとされ，低出生体重児という名称を用いるようになっている。

なお，在胎期間によって児を分類する際には，以下のように，正期産児（term infant），過期産児（post-term infant），早産児（preterm infant），超早産児（extremely immature infant）に分類される。

(1) 正期産児：在胎満37週以上満42週未満（259日から293日まで）に出生した児をいう。
(2) 過期産児：在胎満42週以上（294日以上）で出生した児をいう。
(3) 早産児：在胎満37週未満（259日未満）で出生した児をいう。
(4) 超早産児：早産児の中でも28週未満で出生した児をいう。

本書で扱った低出生体重児は，主に早産児である。低出生体重児を対象とした研究では，しばしば正期産児も入ることとなるが，これは，低出生体重児に，子宮内発育遅延（intrauterine growth retardation：以下IUGRとする）児が含まれるためである。IUGRとは，胎内での発育が不良のため出生体重が，在胎週数に相当する平均体重と比して$-1.5\,SD$未満の場合をいう。そのため，出生在胎週数37週以上の正期産の場合でも，体重が2500g未満の児は，低出生体重児と呼ばれることになる。

以上のことから，本書で児の出生体重を示す際には，低出生体重児と統一している。しかしながら，扱った論文で未熟児もしくはpremature infantなどと用いている場合は原著に従って記述する。この場合，早産児や未熟児という記述は低出生体重児以外の児も含まれることがある。これは，早産児という表記が，2500g以上の出生体重の児を含み，また未熟児は低出生体重ではないが心疾患などの疾病を持つ児などを含む可能性があるためである。

5.2　低出生体重児を取り巻く環境

低出生体重児（low birth weight infant：以下LBWIとする）は，呼吸障害や，

体温維持の困難さが認められるため，出生後すぐに，新生児集中治療室（neo-natal intensive care unit：以下 NICU とする）に入院することになる。NICU は，呼吸循環管理をはじめ，最重症の新生児の治療と養護のできる施設である。この施設には，基本的に両親のみが入室可能である。

この NICU に入室するためには，以前は消毒されたスリッパに履き替え，帽子や予防衣を身に着けた。しかし，どちらも感染予防には関係がないことが近年の研究結果から明らかとなり，現在ではそのような対応は行われず，感染予防のために手を洗うのみである。また，NICU の内部は，扉を開けた際に外の空気が入らないように陽圧になっている。

以下に東京都内の私立大学病院の NICU の様子を具体的に述べていく。この病院の NICU は，コット室，新生児回復期治療室（growing care unit：以下 GCU とする），狭義の NICU の3部屋からなっている。

図5.1 は，コット室と呼ばれる部屋の様子である。図5.1のように児はコットと呼ばれる新生児用のベッドに寝かされている。ここは，心電図モニターで心拍数をチェックする必要や，体温管理の必要がなくなった退院間近の児が入院している部屋である。そして，この部屋には沐浴が行える設備が備え付けられている（図5.2）。図5.2では，左右で沐浴が行えるようになっている。ここ

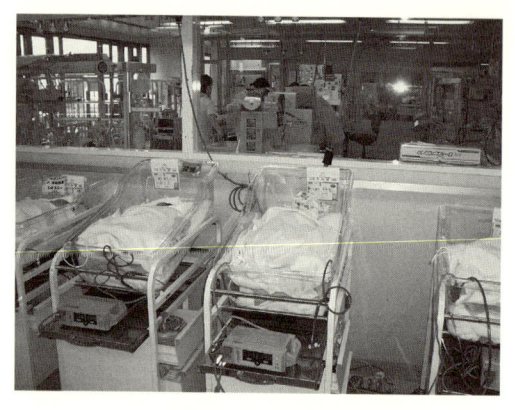

図5.1：コット室

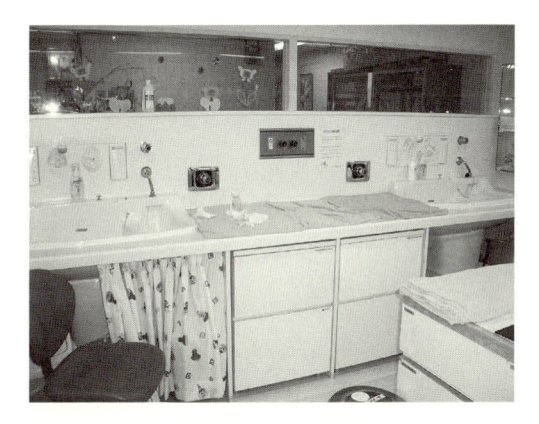

図 5.2：コット室

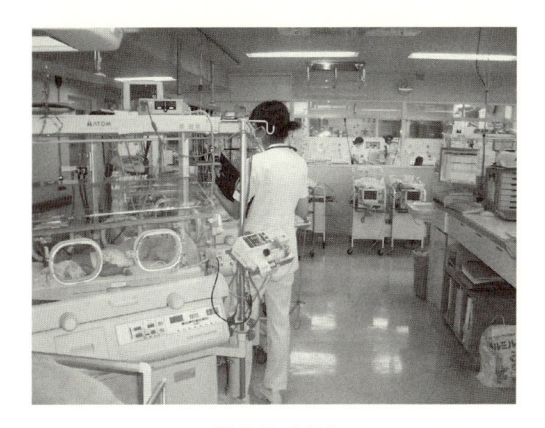

図 5.3: GCU

では，看護師が児を沐浴させるのはもちろん母親が看護師から沐浴の指導を受けることにも使われる。また，図にはないが，ソファが置かれ，母親が児に乳房からの授乳を行える場所も設置されている。このように，コット室は，NIが出産後に入院する新生児室と似た環境となっている。そのため，母親は，比較的自由に児を抱っこしたり，おむつを交換したりすることが可能である。

次に，このコット室の隣に続く部屋が，図 5.1 の奥に見える GCU と呼ばれる部屋（図 5.3）である。

この部屋は，急性期の状態を脱し，比較的落ち着いてはいるものの，いまだ心電図などのモニター管理が必要な児が入院している。児が寝かされているベッドは，インキュベーターと呼ばれる閉鎖型保育器（図 5.3 の左側）の場合，後述するインファント・ウォーマーと呼ばれる開放型保育器の場合，コットの場合があり，児の発達に合わせたベッドが選択される。この GCU では，母親はコット室と比べて児と関わることが制限されている。図 5.3 の左側に写っているインキュベーターと呼ばれる保育器の中への児への関わりは，保育器の前面についている 2 個の楕円形の窓から行われる。母親の主な関わりは，この窓から手を入れて，児のおむつ交換をしたり，哺乳瓶による授乳をしたりすることである。児の体温などが安定してくると，母親は保育器の外で一時的に，例えば 20 分程，抱いたり，あるいは哺乳瓶による授乳をしたりすることが可能となる。このように，GCU では，コット室に比べると児への関わりは限定されている。

　最後に，この GCU の奥にあるのが，狭義の NICU である（図 5.4 参照）。ここでは，呼吸管理や体温管理を始めとする高度なケアを必要とする児が入院し

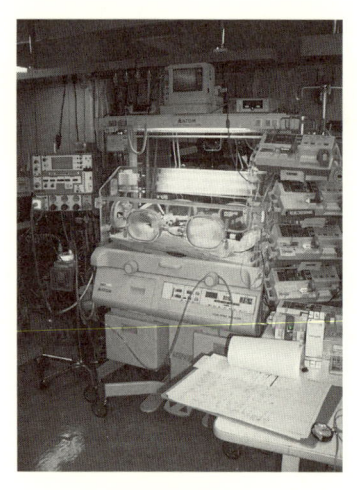

図 5.4: NICU

ている。児は，ほとんどが図5.4に写っているインキュベーターと呼ばれる保育器の中におり，人工呼吸器や点滴など様々な器具をつけられている。図5.4では，左側に呼吸機器，右側にたくさんの点滴が写っている。インキュベーターの上には，左側に心電図モニターが，右側に酸素飽和度モニターが置いてあり，児の異常には警告音が鳴り教えてくれるようになっている。また，この狭義のNICUでの母親の関わりは，保育器の前面の2個の窓から手を入れて児に触れることが主であり，GCUよりもさらに限定されている。

また，インキュベーター以外に，インファント・ウォーマーと呼ばれる保育器（図5.5）もある。この保育器は，インキュベーターよりも児を観察しやすく，上部から熱が放射されており温度管理も可能である。しかし，開放型のため，児の体温保持が難しく，ある程度落ち着いた児に使用されるようである。

このように，NICUは，コット室，GCU，狭義のNICUという3部屋からなり，児は，状態が改善するにつれ，狭義のNICU，GCU，コット室と部屋を移動していく。そして，児の成長に合わせて，母親の児への関わりも変化していく。

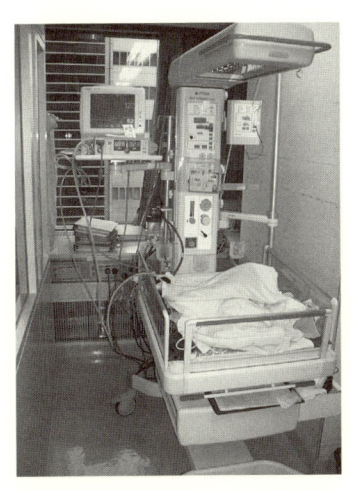

図5.5：インファント・ウォーマー

5.3　低出生体重児の疫学

本書のはじめにですでに述べたように，全出生にLBWIの占める割合は，1980年には，5.2%であったのが，2005年には，9.5%となり，この数値は年々上昇傾向にある（厚生労働省ホームページ，厚生労働省統計表データベースシステム）。

早産となった要因は，(a) 選択的早産，(b) 合併症に起因する早産，(c) 原因不明の早産の3点に分けられる。(a) の選択的早産とは，胎児仮死や母体疾患を理由に，医療的に必要と認められ人工的に早期分娩処置を行ったもので，早産のうち10〜30%を占める。(b) の合併症に起因する早産とは，性器出血や前期破水，絨毛膜羊膜炎により陣痛が続発して早産となったもので，早産のうち20〜50%を占める。(c) の原因不明の早産とは，明らかな合併症がなく陣痛が生じて早産となったもので，40〜60%を占めている。

5.4　低出生体重児の特徴と発達

ここでは，LBWIの特徴と発達について，形態的特徴，生理学的特徴，神経学的特徴，睡眠覚醒リズムの特徴の4点を整理する。

なお，形態的特徴については山内（1986，1992）を，神経学的特徴，生理学的特徴，睡眠覚醒リズムについてはサモンズ・ルイス（1990）を参考にした。

5.4.1　形態的特徴

LBWIの形態的な特徴について，皮膚，筋肉・神経，性器，乳房，耳の5点について述べる。

まず，皮膚についてだが，LBWIの皮膚は赤みが強く，細い静脈がはっきり見えるほど透き通っている。また，脂肪組織がついてくるのは胎児期における最後の数ヶ月であるため，LBWIは脂肪組織が非常に少なく，骨格（あばら骨）

や筋肉がはっきり見える。そのため，非常にやせ細った印象を受ける。また，LBWIをみて，まず目に付くことが，産毛の多さである。これは，在胎15週から32週の間に胎児には体毛が背中・肩・腕・額に生えるためである。しかし，しばらくすると，母親の胎内にいる時と同じように消えていく。さらに，LBWIは，鼻の先やあごに白い斑点ができる場合があるが，これは稗粒腫と呼ばれる十分に成熟していない汗腺で，数週間で消失していく。そして，髪の毛は，個人差があり正期産で産まれてきたかのようにふさふさした髪の毛の児もいれば，1歳近くになるまでほとんど髪の毛が生えない児もいる。

　次に，筋肉・神経だが，LBWIの筋肉と神経は十分に発達していない。筋肉がまだ弱くて手足が動かせないので，手足を広げ，置かれたままの状態で横たわり，自力で位置を変えることはあまりできない。

　また，性器については，一般に在胎の非常に早い時期に発達し始め，分娩する頃までには完全に形成されている。男児のペニスは小さく見え，その上にある包皮はほとんど分からない。また，睾丸がまだ完全に陰嚢に下降していないこともある。女児は，大陰唇の発達が悪く，小陰唇が大きく露出している。しかし，この時期の発達段階としては正常であり，その後も発達を続ける。

　さて，乳房について，26週以前のLBWIの場合は，乳房の組織が全く発達していない場合があるが，成熟してくるにつれ，輪郭が現れてくる。まず，乳頭が現れ，次に，その周囲が発達する。LBWIが，本来の出産予定日に近づくと，乳房の組織は正常成熟児（normal　infant：以下NIとする）の発達段階に達する。

　最後に，耳に関しては，皮膚よりもしっかりとした軟骨と呼ばれる組織で作られている。しかしながら軟骨は妊娠最後の週にならないと完全に発達しないため，LBWIの耳は軟らかくしわが寄っており，曲げると元に戻らないでそのままになってしまう。しかし，退院できる頃には，硬くなって本来の形になる。また，LBWIにも音を聞き取る能力は備わっている。

　このように，LBWIの形態的特徴は，NIと比較してただ単に小さいだけでなく，だいぶ様相が異なっている。

5.4.2 生理学的特徴

　LBWIは，普通，生まれた直後から数週間は生存するために自分の力を費やしておりほとんど動かない。児の最初の行動上の変化は，心拍数・血圧・血中酸素濃度・皮膚の色調の変化のような生理面から読み取ることが可能である。この時点のLBWIの特徴は，呼吸数，心拍数，体温が不安定で，例えば，保育器の扉が閉まる音や採血により心拍数の減少がおこる。心拍数や血圧が激しく変動することは心配ではあるが，変動しないことが必ずしも回復の兆候を現しているのではない。なぜなら，極度に強いストレス下にある子どもの心拍数や呼吸数は，一定の状態に固定されてしまうからである。正常な生物学的システムでも変動——例えば1分間の心拍数が140～150と動くなど——するため，変動せずに固定されてしまうことは，体が耐えられるぎりぎりのラインにあることを現している。つまり，このような変動はLBWIが反応性を持ち合わせていることを示している。

　これに加え，LBWIは相互の生理学的機能が依存しあっている。つまり，例えば，LBWIは，突然の大きな音や注射などにより心拍数が少なくなり，その徐脈の結果として呼吸数が速くなる。すると酸素濃度が低下し，児の皮膚は紫色になり，心拍数がさらに低下していく。このような場合，酸素を投与すれば皮膚の色は改善し，心拍数が元に戻り，呼吸も回復してくる。さて，もちろんこのような不安定性はNIにも認められるのであるが，NIの場合，ストレスが強くなると症状が少しずつ進行し，徐脈や皮膚が紫色になるような極端な代謝不全症状が生じてくるのは，最終段階の危機の兆候なのである。しかし，LBWIでは，NIとは異なり，このような警告となる症状がほとんどなく，多くの変化が突然発生してくるのである。LBWIは，all-or-nothing反応しかできないため，ある閾値を超えると，雪崩のようにコントロールを失うといった脆さを持っている。

　しかしその後，LBWIの状態が改善されてくると，このような不安定性ではなく多様性を示し，最初の急性期では心拍数はほぼ140／分と一定であったのが，120～150／分の間を変動するようになってくる。このような変動性が生じ

てくることは，生理機能の数値を単に反応の結果としてみるだけではなく，ストレスへの警告のサインとしてその数値を利用できる段階が始まったことを示している．

5.4.3　神経学的特徴

ここでは，把握反射，モロー反射，吸綴反射，体の筋緊張・頸定について扱う．

これらの反射に共通してみられる LBWI の反応の質の特徴を述べた上で，個々の反射の発達について触れる．

まず，LBWI の反応の質の特徴には，以下の3点が挙げられ連続性が見られる．すなわち，(a) 刺激に対する反応が全くないか，ほとんど反応ができない段階，(b) 刺激に対して必ず反応し，自動人形のような反応が生じる段階，(c) 反応が円滑になり，より組織化され，消耗が少なくなる段階である．この中の (a) (b) は LBWI に特有の all-or-nothing の反応であるが，この all-or-nothing の反応から，(c) の段階に移ることが LBWI にとっての発達課題となっている．

LBWI の運動系の変化をより詳しく判断するためには，単に反応の有無を観察するのではなく，筋緊張の程度や円滑さ，運動の弧の程度，振戦の有無，動かし過ぎの程度，繰り返し運動の程度などの特性に注目することが必要である．筋緊張とは，筋肉の緊張性や堅さのことをいう．弧の程度とは，四肢の動きの広がりのことであり，LBWI は NI よりも，四肢をより広く，より伸展させて動かしてしまう．すなわち，NI は自発的に四肢を動かすときは躯幹に近く 30～90 度の弧を描いて動かすが，LBWI では 60～150 度の弧を描いてしまうのである．振戦とは，四肢を動かしたときに最後によくある細かい震えのことで，安静時にも自然に発生することがある．動かし過ぎとは，四肢の動きが意図した位置よりも行き過ぎてから，元に戻る動きのことである．繰り返しとは，1つの刺激に対する身体の反応が繰り返して何回も起こることである．

このような特性や，すでに述べた all-or-nothing の反応から組織化された反応への連続性のある変化は，把握反射，モロー反射，吸綴反射にも認められる．

第1の把握反射とは，手掌，足の裏を押すと，全ての指が屈曲し，刺激物を包み込む形になることをいう。初めは把握が弱い，もしくは認められないなど，四肢の緊張が弱く弛緩している。次の段階として，たとえ人工換気（人工呼吸器）を続けている場合でも，他の神経学的反応と同様，自動的に起こるようになるが，機械的に起こるために奇妙に見えることが多い。その後，次第に円滑で確実な把握ができるようになる。

　第2のモロー反射とは，ベッドを叩くなどして刺激を与えた時に，両腕を伸ばし，外側に広げ，次に抱きつくように内側に曲げることをいう。一般にNIでは，出産直後には反応が弱いか，出現しないこともあるが，1~2日以内には出現してくる。LBWIは，初めモロー反射は滅多に起こらないが，その後，突然過渡期がやってくる。反応ができるようになったということは，その前の状況と比べると元気になってきたことを示している。しかし，LBWIは，ある時には何の反応も示さないのに，同じ刺激が次に与えられると，モロー反射が1回起こるだけではなく何回も繰り返し起こってしまう（繰り返し現象）。この反応の仕方は，自分で調節できないためエネルギーを非常に消耗し，その結果，危険な状況に置かれることになる。さらに，この段階では，単に繰り返し現象があるだけではなく，あらゆる刺激に対してall-or-nothingで反応している。このモロー反射を抑制できるようになるには，樹状突起が成長すること，髄鞘化が進むこと，脳内に新しい細胞が形成されていくことと関係しているといわれているため，その過程は徐々に進行していく。モロー反射の場合は，まず，四肢が同時に動くことは継続するものの，繰り返しが少なくなる。そして次の変化は，繰り返し現象が，上肢，下肢の順に減少し，完全な形でモロー反射が起こるようになる。さらに，この頃には左右の分化が進み，例えば，左より右の方が完全なモロー反射になる，もしくは繰り返しが2~3回多いというような左右差がある場合がよくみられるようになる。成熟が進むと，モロー反射は1回だけになるが，痙攣的な動きや振戦が引き続いて生じてしまう。その後，最終的にはこのような痙攣的な動きや振戦も抑制されるようになるが，それまでには数ヶ月が必要である。

第3の吸啜反射とは，柔らかいものが唇に触れると，吸いつく運動をすることである。この反射は一番早い時期に発達する運動技術の一種であり，食物摂取のためにも自己鎮静のためにも重要な運動である。この反射のエネルギー消費は比較的少量であり，そのためLBWIが疲れ切っていて他の反応は何も生じない時においても，気管内挿管チューブを吸うようなこともみられる。この運動は，無反応から，吸啜させれば可能な状態，続いて不規則な反応から円滑で機能的な吸啜へと連続して発達していく。

第4に，児にとってそして，母親にとっても重要な筋緊張・頸定（首の座り）について述べる。児を抱くことは非常に強い情緒的効果をもたらすため，体の筋緊張と頸定は，児にとっても，また母親にとっても児との相互作用に最も影響を与える重要な運動発達である。NICUという非常にストレスの多い環境では，触れることは子どもを落ち着かせるために役立つ最も有効な方法の1つである。

LBWIの中でも超早産児は，初期に非常にフロッピー（floppy：筋緊張が少ない状態）の場合がある。また一方で，LBWIを抱くと，急に低緊張から高緊張になることもある。その後，体の筋緊張が変化し，LBWIの手足の動かし方にも変化がみられ，LBWIは静かに抱かれている限り，全体の筋緊張は突然変化することは少なくなる。この頃になると，多少社会的活動をする能力を持つようになるが，顔と顔を向かい合わせる位置を取ると，後ろへのけぞって弓なりの姿勢をとったり，四肢をばたばたさせることがある。さらに体の筋緊張が発達してくると，頭を支えることが容易になってくる。同様に四肢もだらんとしなくなり，ばたばたと動かしたり不格好に動かすことも少なくなり，安定してくる。

なお，これらの反射の発達は，後述する状態（state）の組織化が分化してくる程度や睡眠覚醒サイクルの発達と一致して進行してくる。

5.4.4 睡眠覚醒リズムの特徴

NIには6種類の意識レベル（state）が存在する。State 1 とは，深い睡眠で，

静かな呼吸，眼球運動はなく，時々びくっとする以外には運動がない状態である。State 2 とは，REM 睡眠といわれる軽い睡眠で，呼吸は不規則で急速眼球運動（rapid eye movement：REM と略される），不規則な頻回な運動がみられる状態である。State 3 とは，ぐずっている状態で，眠たくてうとうとしている状態である。State 4 とは，敏活で意識がはっきりとし，目を開き，社会的相互作用の可能な状態である。State 5 とは，ぐずぐずと泣いており，拒否的に身体を動かしているが，号泣までいかない状態である。State 6 とは，大声で泣いている状態である。

　一方，LBWI の意識レベルの種類は，NI のものと同一ではない。LBWI ではこれらの状態を1つ1つ見分けるのは困難である。なぜなら，例えば，人工換気を行っている時のように，生理的に非常に不安定な時期には，ほとんどの時間，LBWI は消耗した状況にあるため，以上のような意識レベルの区別が明確となりにくいのである。さらに，ある時間は LBWI が眠っているように見えることがあるが，この睡眠状態には，睡眠を妨げるような行動（突飛な運動・不規則な呼吸・目を開いたり，閉じたりしている時には急速な眼球運動）が生じてしまうため，NI の State 2 ほど安定していない。また，State 1 に相当するような状況は全く見られず，眠っている LBWI は急に目覚めたり，誰かが保育器に近づくと目を半分開いてそっとのぞき見たりするのである。そして，LBWI は State 6 をもっていない。LBWI には，眠っていない時には，だいたい覚醒状態（awake）とぐずっている状態（fuss）の2種類の状態が主として存在する。覚醒状態（awake）では，NI の State 4 ほどは反応性に富むことはなく，意識もはっきりしていない。しかし，外からの刺激があれば，この状態は長く持続し反応性も高まるのが特徴である。ぐずっている状態（fuss）とは，生理的ストレスに対する耐性が弱く，社会化する能力があまりない状態である。また睡眠状態のように機能面でも行動面でも休んでいるわけではなく，非常に多くのエネルギーを消耗している。さらにこの状態は，NI で見られるような State 3 と State 5 を区別することはできない。

　発達するにつれ LBWI の覚醒状態は，(a) 覚醒状態（awake state），(b) 快

活で社会的交流が高められる状態，(c) 興奮状態（hyperalert state）の3種類の状態に次第に分化していく。(a) の覚醒状態はNICUでは最もよく見られる状態である。目は開いているがどんよりとしている。児は何かを集中して見ているようには見えず，自分に関わってくる人や視線の方向にあるものを何となく見ているように見える。顔にはあまり生気がなく，ほとんど身体を動かさず，筋緊張は低下している。(b) の快活で社会的交流が高められる状態とは，睡眠時間を十分とれるような状況になり，自分で自然に目を覚ますことができるようになると認められるようになってくる。児は目を大きくあけ，生き生きとした表情をするようになる。また物や人に注意を集中するようになる。四肢の動きは非常に少ないが通常筋緊張は中程度であり，見たところでもしっかりした感じがする。外部から突然刺激を受けると反応するが，以前のように統制がとれなくなったり，意識レベルが変化するようなことはみられなくなる。社会的交流に最も適している状態である。(c) の興奮状態とは，泣くということである。LBWIには，泣くという行動は少ないので，この行動が見られるようになることは，社会的な特性を帯びてきたことを表している。

5.5 低出生体重児の疾病

低出生体重児がどのような疾病に罹患するかは，出生在胎週数，出生体重そして出生後の日齢によって様々である。そこで，ある架空の男の赤ちゃん，裕君を提示して説明していく。この際に，サモンズ・ルイス（1990），田中・板橋（1996）を参考に整理した。

ここで取り上げる裕君は，男児で在胎28週4日，出生体重は1000g，アプガースコア[*36]は1分後2点，5分後6点であった。出生時点での主訴は，出生時の体重が少ないこと，仮死状態で産まれたこと，呼吸が困難なことである。

[*36] アプガースコアとは，出生後1分と5分の児の状態を心拍数，呼吸状態，筋緊張，刺激感受性，および皮膚の色の5項目に分け，それぞれに0，1，2点の3種類の配点をしたもの。合計が8～10点はおよそ正常，4～7点以下は軽症新生児仮死，3点以下は重症新生児仮死とし，その後の経過の参考にする。

さて，裕君は出生直後に前述したインキュベーターと呼ばれる保育器（図5.4参照）に入れられる。これは，彼の体温を管理するためである。子宮の中では母体の深部体温は37.2〜37.4度で，胎児の体温は直腸温で37.6〜37.8度ある。胎児が産まれ出ると，37.7度くらいあった体温が急に下がる。産まれた直後は，新生児の皮膚の温度は毎分0.3度ずつ下がる。皮膚を濡れたままにしておくと30分で直腸温が2度下がる。このような体温喪失は，輻射対流蒸散伝導という要因によっておこる。しかし，正期産で産まれた新生児はその後数日の経過で徐々に上昇して安定する。一方，早産児は，産まれると体温がどんどん下がり，その後なかなか上昇してこない。これは，熱を作り出す能力が十分でないためと，作った熱を逃がさないようにする能力が低いためである。特にVLBWIでは，酸素が不足したり，二酸化炭素が滞りすぎたり，血液が酸性になったりしやすいので，物質代謝や筋肉の緊張，あるいは褐色脂肪組織での脂肪の分解といった熱を産出する生理機構がすべて未熟である。それとともに，皮膚の血管を収縮させて体温が逃げないようにする能力も弱く，皮下脂肪組織が貧弱なため，脂肪による断熱効果もよくない。さらに，頭部からの熱喪失が大きく，また，皮膚からの水分の蒸散がNIより大きいので，蒸発による熱の損失も大きい。生後2週間から4週間になると，寒いと熱産出を増加させる能力が，NIと同じようにできてくる。

　裕君は仮死状態で産まれ，呼吸障害があったためすぐに呼吸器を付けられた。LBWIの呼吸機能は，正期産児より劣っている。腹筋の力を借りて呼吸をするため，胸よりもお腹の方が上下し，肋骨が軟らかいため，呼吸の度に肋骨も動く。裕君も呼吸をするたびに肋骨が上下しとても苦しそうに見える。規則的に呼吸する能力は，まだ発達していないため，何度か浅い呼吸を繰り返した後，数秒休むことがある。これを周期性呼吸というが，成長するにつれて自然に消える。また，早産児といえども，肺と呼吸器はすでに形成されている。在胎24週頃には肺胞に相当する肺小嚢が形成されて，肺のガス交換が可能になる。肺胞は，液体で満たされており，これを肺液と呼ぶ。胎児は呼吸様運動を行い，さかんに肋間筋と横隔膜を収縮させて，肺液を羊水に出している。肺胞

は2種類の上皮細胞から構成され，1型細胞は扁平でガス交換面積の9割を占め，2型細胞は円形でサーファクタントを合成して肺胞腔に分泌する。このサーファクタントが十分量に達するのは在胎34週頃である。この化学物質は肺を構成している小さな袋（肺胞）が膨らむのを助けるとともに，酸素が肺胞から血液に溶け込み，逆に二酸化炭素を血液から肺に出して呼吸とともに排出されるようにしている。十分な量のサーファクタントがないと，この肺と血液の間で行われる酸素と二酸化炭素交換が少なくなってしまう。裕君はこのサーファクタントが十分になかったため，呼吸をするたびごとに，我々が丁度新しい風船を膨らませる時と同じように息を吹き込む努力を必要としていた。この疾病を呼吸窮迫症候群（respiratory distress syndrome：RDSと略される）というが，早産児の多くが合併する疾病である。そこで，裕君は牛の肺から生成された人工サーファクタントを挿管チューブから肺に直接投与され，呼吸が楽に出来るようになっていった。その後，裕君の肺が自らのサーファクタントを産出し始めるにつれて，肺機能はさらに改善されていく。

　また，裕君は，動脈管開存症（patent ductus arteriosus：以下PDAとする）と診断されている。動脈管とは，肺動脈と体に血液を供給する大動脈（全身性循環）との間を結ぶ血管である。裕君が子宮内にいる間は，動脈管が開いているため，肺動脈を通じて肺にいく血流はわずかで，血液は短絡して全身性の循環に入っていく。一般に，NIの場合は，分娩後，ほとんど全員に自然閉鎖が生じ，その結果，全身から戻ってきた血液が肺に流れ込むようになる。しかし，この動脈管の閉鎖が完全でないと重篤な合併症が生じてしまう。裕君も，動脈管が開いたままであったので，心不全をきたしたのであった。このPDAの対処方法には3段階ある。まず第1段階では，水分制限，利尿剤投与などの抗心不全療法である。この療法がうまくいかないと第2段階である，プロスタグランディン合成阻害剤（インドメサシン）投与による内科的な動脈管閉鎖療法を行なう。そして，最終手段としての第3段階では，手術による外科的動脈管閉鎖療法である。裕君は，この第2段階のインドメサシンの投与によって動脈管が閉鎖した。さて，このPDAの頻度は，出生体重1000g未満のLBWIは，80

％に，また1500〜2000gのLBWIは，10〜15％にみられ，LBWIのうち特に体重の小さい疾病のある児では，大きい健康な子どもに比較すると，自然閉鎖する頻度が低くなってくる。

　その後，裕君は，出生後2〜3日程経過して呼吸循環状態が安定したため，ミルクをチューブで注入してもらうことが可能となった。初めは，2 mlから始められ，胃や腸に何も問題がなかったので，ミルクの量は徐々に増やされていった。

　裕君が自力で呼吸が出来るようになると呼吸器を外すこととなるが，これにより彼は呼吸を一時停止（少なくとも15〜20秒間持続）してしまう無呼吸発作を起こすようになった（原発性無呼吸発作）。裕君が無呼吸発作を起こすと，彼の体についているコードがそれを感知し音で看護師に知らせてくれる。看護師は裕君の足やお腹をさすったり，くすぐったりして，呼吸する必要を思い出させる。このように刺激しても無呼吸状態から脱しない場合，彼の口に空気を2回程送り込む。無呼吸は，あくまでも一種の症状であり，早産のLBWIのほとんどの病気にみられる初期症状である。

　さて，裕君は，在胎28週と早産であるため，網細血管系が未熟なままで産まれた。そのため，未熟児網膜症（retinopathy of prematurity：以下ROPとする）と呼ばれる，未熟な網膜血管に起こる疾患に罹患する可能性もあり，眼科の検診を受ける必要があった。呼吸器が取れ，状態が安定した頃から，週に1度検査をした。彼は，幸いにもROPに罹患することはなかったが，仮にROPに罹患すると，完全に治癒するか，軽症な近視から網膜剥離による盲（失明）に至る後遺症を残す。治療法は，レーザー光凝固法が行われている。

　裕君が産まれて6週間程経過すると，エリスロポエチンを投与されるようになった。これは，未熟児早期貧血を防止するためである。この貧血は，裕君の急激な体重増加によって，血液量は増加するのだが，造血が間に合わないために生じる。そこで，エリスロポエチンという血液の造成を刺激する物質を投与するのである。これにより，彼は貧血にはいたらなかったが，仮に貧血になった場合，輸血が行われることが多い。

裕君の修正週数が32週になると，吸綴反射が出現し，ゴム製の乳首を吸えるようになった。ミルクを吸う力が徐々に出てきたのである。34週になると，ミルクを飲み込むこと（嚥下）ができ，哺乳瓶からミルクを飲めるようになった。しかしながら，まだ呼吸とミルクを飲む調節がうまく出来ず，ミルクを飲む時に呼吸を忘れてしまうことがあるため，ミルクを休ませながら飲ませる必要が出てくる。

　裕君の体重が1800gとなり，体温調節がだいぶ出来るようになる頃から，沐浴が可能となる。また，一時的であれば，母親に保育器の外で抱いてもらうことも出来るようになった。そして，完全に体温調節が出来るようになると，コットと呼ばれるベッドに移動した。しかしながら，この時点でも，完全には呼吸が落ち着かず，ごくまれに無呼吸発作を起こすことがあった。そのため，モニター類を装着していた。1週間ほど後，無呼吸発作を起こす心配がなくなったため，モニター類をはずすことができ，今度は，コット室と呼ばれる部屋に移動となった。このコット室で，裕君は，母親からおむつ交換をしてもらったり，抱いてもらったりする。また，母親の乳房から直接母乳を飲んだりもする。この時点で，裕君はようやく正期産で産まれた児と同じスタートラインに立つことができたのである。

　裕君のケースでは触れなかったが，この他にもLBWIが罹患しやすい主な疾病に，未熟児くる病（rickets of prematurity），慢性肺疾患（chronic lung disease：CLDと略される），新生児壊死性腸炎（necrotizing enterocolitis：NECと略される），脳室周囲白質軟化症（periventricular leukomalacia：PVLと略される）などがある。以下に，順に簡単に説明していく。未熟児くる病とは，骨が弱く折れやすくなる疾病で，カルシウムやリンの蓄積量の不足が重要な原因である。慢性肺疾患とは，先天奇形を除く肺の異常により酸素投与を必要とするような呼吸窮迫症状が，新生児期に始まり日齢28を超えて続く状態をいう。新生児壊死性腸炎とは，未熟な腸管に発症する後天性の消化器疾患であり，消化器の先天性の奇形よりも致命率が高い重篤な疾患であり，LBWIの保育管理上重要な疾患といわれている。原因としては，未熟な腸管に腸管虚血を起こす

呼吸循環障害や細菌感染などの病的状態や授乳による腸管の刺激も関与している。脳室周囲白質軟化症とは、側脳室周囲白質の局所的な虚血性壊死でありLBWIに多くみられる。頭部超音波診断の進歩により早期発見が可能になり、脳性麻痺の原因として注目されている。

5.6 低出生体重児の予後

5.6.1 生命予後

　前述の児の疾病の章で述べた1984年の人工サーファクタントの開発に代表される新生児呼吸管理の進歩により、VLBWIの生命予後は顕著に改善した。これにより、これまで助かることのなかった未熟性の強い児が助かるようになった反面、後障害の頻度が減少するにはいたっていない。

　1995年に出生した児を対象とした日本小児科学会新生児委員会による全国調査では、500g以上のELBWIの新生児死亡率は21.8%であった。1980年では55.3%であったことと比較すると非常に減少している。しかしながら、出生体重が軽くなればなるほど出生在胎週数が短くなればなるほど新生児死亡率は高くなり、500g未満の児では70.5%である。

5.6.2 身体発育

　VLBWIのNICU入院中の発育は、母親の胎内にいる時の発育とは、大きく隔たって小柄なままで推移していく（板橋・竹内・林・奥山・栗谷・大谷、1994b）。そのため、退院後の平均的な発育も、NIに比べて小柄なままで推移していく。板橋・竹内・林・奥山・栗谷・大谷（1994c）によれば、NICU退院後の発育について、750g以上のVLBWIでは、体重・頭囲・身長は3歳までに平均値（平成2年度厚生省乳幼児身体発育値）の10パーセンタイルに到達するが、平均的な身体発育はNIに比べて小柄なままで推移しているという。また500g以上750g未満の児では、頭囲は5歳までに10パーセンタイルに到達するが、体重身長は10パーセンタイルに到達しないという。5歳か

ら10歳までの発育（体重・身長）に関しては，出生体重750g以上のVLBWIでは男女ともに平均値の-1.0 SDに沿って増加している（板橋・竹内・林・奥山・栗谷・大谷，1994a）。また500g以上750g未満の児ではやはり男女ともに-1.5 SDにそって増加し，10歳近くになって-1.0 SDに近づく傾向を見せる。以上のことから，VLBWIの平均的な身体発育は10歳でも小柄であり，平均値がNIに近づく傾向は明らかとはなっていない。10歳以後のVLBWIの発育については，今後の研究が待たれる段階である。

5.6.3 後障害

　脳性麻痺，てんかん，視力障害，聴力障害，知的障害の5点について，新谷・常石・高田・中村（1996）がいくつかの文献から整理しているので以下に示す。

　脳性麻痺は，1000g未満のELBWIでは生存例の2.3～19%，1000g以上のVLBWIでは生存例の4.4～11.3%，1500g以上のLBWIでは生存例の0.9～4.2%の発生率と報告されている。

　てんかんの一般発症頻度は人口の1%以下であるが，ELBWIにおける頻度は0～5%と報告されている。

　視力障害は，ELBWIでは生存例の0～14%，1000g以上のVLBWIでは生存例の0～5.3%と報告されている。

　聴力障害は，ELBWIでは，0～10.5%と報告されている。

　知的障害（IQもしくはDQが69以下）は，ELBWIでは生存例の0～22%，1000g以上のVLBWIでは生存例の3.3～3.7%，1500g以上のLBWIでは生存例の1.4～2.2%の発症率であると報告されている。一方，粗大な神経学的後障害（脳性麻痺，てんかん，視覚障害）を持たない場合には，乳幼児期の運動機能や精神発達（頸定，寝返り，一人座り，一人歩き，発語など）は予定日からの修正月齢で数えるとほぼ正常である。また，学童期の平均IQも100前後であり，高等学校以上の進学率も正期産児とほとんど変わらないといわれている。しかし，2～3歳の発達が遅れている場合，学齢期の発達が遅れることが

多くなる。さらに，運動機能発達，言語機能発達，社会機能発達のうち，一部の機能に遅れが見られる例があり，その点の障害も考えなければならない。特に，学習面での発達を見ると，ELBWIの場合，大まかな評価では正常であっても注意集中の欠如，多動，図形認知障害などの問題を抱えている児がおり，専門的な発達評価が必要である。

第6章

付録2　アンケート調査の内容

アンケート依頼文

心理・社会・経済的状況記述欄

自由記述欄

日本版状態・特性不安検査

アンケート依頼文

こんにちは、はじめまして。
今日は、お母さまにアンケートのお願いをさせていただきます。
私は、小児科で心理を担当している井上と申します。

現在、お母さまの心理面に関する援助をしたいと考えております。
そこで、この未熟児センターで、お母さまがどのようなお気持ちでいらっしゃるのかについてうかがわせていただきたいと考えております。
お母さまのお気持ちを検討し、お役に立てるよう、今後当センターの参考にさせていただきたいと思います。

この調査でお母さまにご迷惑がかかるような事は一切ありませんし、記入内容が研究以外の目的で使われる事もありません。個人的なものとして外部に漏れることもありません。また、記入内容は統計的に処理されます。
是非ともお母さまのご協力をお願いいたします。
この調査は、小児科の責任者である、飯倉、竹内のもとで行われています。

以上の事を読まれて、この研究にご賛同いただけましたら、次のページからの質問にお答え下さい。

また、わかりにくいところがありましたら、遠慮なくお尋ね下さい。
このアンケート用紙は、後日赤ちゃんの面会に来られる際に看護師にお渡し下さい。
宜しくお願い申し上げます。

心理士　井上美鈴

赤ちゃんのお名前：＿＿＿＿＿＿＿＿＿
記入日　　　　：＿年＿月＿日＿時

心理・社会・経済的状況記述欄

Ⅰ　あなた自身のことについておうかがいします
(1) あなたの年齢を教えて下さい…＿＿＿歳

(2) あなたの最終学歴を教えて下さい（以下，当てはまるところに○をつけて下さい）
　　1．中学校卒業　　2．高等学校卒業　　3．専門学校卒業
　　4．短期大学卒業　5．大学卒業　　6．大学院卒業　　7．その他（　　　　）

(3) あなたのご職業を教えて下さい
　　1．会社員　　2．自営業　　3．専門職　　4．主婦　　5．その他（　　　）

Ⅱ　ご家族のことについておうかがいします
(1) 普段，同居している方を教えて下さい（1.2については，年齢・性別も教えて下さい）
　　1．夫（　　歳）2．子ども（　　人）→（男・女：　　歳）（男・女：　　歳）
　　3．自分の父　　4．自分の母　　5．夫の父　　6．夫の母
　　7．その他→どなたですか（　　　　　　）

(2) 普段，あなたと一緒に住んでいる方で，育児や家事のことで手伝ってくれる方はいますか
　　1．いない
　　2．いる→どなたですか（　　　　　　）（　　　　　　）（　　　　　　）

(3) 普段，あなたと一緒に住んでいない方で，育児や家事のことで手伝ってくれる方はいますか
　　1．いない
　　2．いる→どなたですか（　　　　　　）（　　　　　　）（　　　　　　）

(4) あなたの夫は，あなたの気持ちをどの程度理解してくれていると思いますか
　　1．全く理解してくれない　　　　2．ほとんど理解してくれない
　　3．あまり理解してくれていない　4．少しは理解してくれている
　　5．だいたい理解してくれる　　　6．非常に理解してくれる

(5) あなたの夫は，育児や家事のことをどの程度手伝ってくれますか
　　1．全く手伝ってくれない　　　　2．ほとんど手伝ってくれない
　　3．あまり手伝ってくれない　　　4．少しは手伝ってくれる
　　5．まあまあ手伝ってくれる　　　6．とてもよく手伝ってくれる

(6) ご家族の年収はおおよそどのくらいですか
　　1．200万円未満　　　　　　　　2．200万円以上400万円未満
　　3．400万円以上600万円未満　　 4．600万円以上800万円未満
　　5．800万円以上

自由記述欄

Ⅲ　お母さんのお気持ちについておうかがいいたします

(1) 現在気になっていることや心配な点，不安に思っていることがありましたらお書き下さい。その他，感じたことなど，どんな小さなことでもかまいません。心の中に浮かんだことをお書き下さい。A～Hと分けてありますが，重複しても構いませんので，自由にお書き下さい。

A. 赤ちゃんについて
___

B. お母さん自身について
___

C. 今後の生活について
___

D. 夫とのことについて
___

E. 他の家族について
___

F. 経済的問題について
___

G. 新生児集中治療室について
___

H. その他
___

(2) お子さんが新生児集中治療室に入院されたことで，現在お母さんは，どのようなことを感じたり，考えたりしていますか。また，過去に感じたり，お考えになったりしましたか。どんな小さなことでも構いませんので，お母さんが思われたことを自由にお書き下さい。

___
___
___
___
___
___

日本版状態・特性不安検査（状態不安尺度）

> やり方①：下に文章がならんでいますから、読んで、**新生児集中治療室にお子さんが入院されている今現在のあなたの気持ち**をよく表すように、それぞれの文の右の欄に○をつけて下さい。あまり考え込まないで、**今の自分の気持ち**によくあうと思う所に○をつけて下さい。

		全くちがう	いくらか	まあそうだ	その通りだ
1	気が落ちついている				
2	安心している				
3	緊張している				
4	くよくよしている				
5	気楽だ				
6	気が転倒している				
7	何か悪いことが起りはしないかと心配だ				
8	心が休まっている				
9	何か気がかりだ				
10	気持ちが良い				
11	自信がある				
12	神経質になっている				
13	気が落ちつかず、じっとしていられない				
14	気がピンと張りつめている				
15	くつろいだ気持ちだ				
16	満ち足りた気分だ				
17	心配がある				
18	非常に興奮して、体が震えるような感じがする				
19	何かうれしい気分だ				
20	気分がよい				

日本版状態・特性不安検査（特性不安尺度）

やり方②：下に文章がならんでいますから，読んで，今度はあなたのふだんの気持ちをよく表すように，それぞれの文の右の欄に○をつけて下さい。あまり考えこまないで，ふだん感じている通りにつけて下さい。

		ほとんどない	ときたま	しばしば	しょっちゅう
21	気分がよい				
22	疲れやすい				
23	泣きたい気持ちになる				
24	他の人のように幸せだったらと思う				
25	すぐに心が決まらずチャンスを失い易い				
26	心が休まっている				
27	落ちついて，冷静で，あわてない				
28	問題が後から後から出てきて，どうしようもないと感じる				
29	つまらないことを心配しすぎる				
30	幸せな気持ちになる				
31	物事を難しく考えてしまう				
32	自信がないと感じる				
33	安心している				
34	危険や困難を避けて通ろうとする				
35	憂うつになる				
36	満ち足りた気分になる				
37	つまらないことで頭が一杯になり，悩まされる				
38	何かで失敗するとひどくがっかりして，そのことが頭を離れない				
39	あせらず，物事を着実に運ぶ				
40	その時気になっていることを考え出すと，緊張したり，動揺したりする				

第7章

付録3　アンケート結果の詳細データ

不安の程度

表7.1 特性不安の分散分析表

変動因	SS	df	F 値	p 値
母親群の主効果	68.258	1	0.688	.408 n.s.
ステージの主効果	308.131	3	1.036	.379 n.s.
交互作用	88.736	3	0.298	.827 n.s.
誤差	14375.702	145		

表7.2 両母親群における特性不安得点の比較（括弧内は標準偏差）

	ステージI	ステージII	ステージIII	ステージIV
LBWIの母親	42.74(±9.64)	43.21(±9.52)	40.43(±11.03)	42.77(± 9.70)
NIの母親	41.87(±8.65)	40.30(±9.09)	37.66(± 8.60)	43.71(±12.28)

表7.3 状態不安の分散分析表

変動因	SS	df	F 値	p 値
母親群の主効果	3464.722	1	39.735	.000 ***
ステージの主効果	230.948	3	0.883	.452 n.s.
交互作用	402.719	3	1.540	.207 n.s.
誤差	12730.687	146		

***$p<.001$

表7.4 両母親群における状態不安得点の比較（括弧内は標準偏差）

	ステージI	ステージII	ステージIII	ステージIV
LBWIの母親	51.59(±10.66)	48.66(±9.41)	47.31(±8.04)	46.94(±10.23)
NIの母親	37.90(± 7.80)	39.10(±8.32)	35.37(±8.56)	42.17(±10.51)

不安の内容

表 7.5　児の状況への不安の分散分析表

変動因	SS	df	χ^2	
母親群の主効果	397.653	1	8.480	**
ステージの主効果	233.809	3	4.986	n.s.
交互作用	437.059	3	9.321	*
群内分散	$\sigma_e^2=46.89$			

*p<.05　**p<.01

表 7.6　児の状況への不安の出現頻度（%）

	I	II	III	IV	
LBWI の母親	42.9	14.3	33.3	71.4	IV>II*
NI の母親	18.8	22.6	15.8	14.3	
				**	

*p<.05　**p<.01

表 7.7　児の発達への不安の分散分析表

変動因	SS	df	χ^2	
母親群の主効果	930.971	1	19.854	**
ステージの主効果	542.442	3	11.568	**
交互作用	355.074	3	7.572	n.s.
群内分散	$\sigma_e^2=46.89$			

**p<.01

表 7.8　児の発達への不安の出現頻度（%）

	I	II	III	IV	
LBWI の母親	100.0	64.3	83.3	71.4	I>II*
NI の母親	56.3	41.9	42.1	60.7	

*p<.05

表7.9　育児への不安の分散分析表

変動因	SS	df	χ^2	
母親群の主効果	84.956	1	1.812	n.s.
ステージの主効果	122.982	3	2.623	n.s.
交互作用	28.886	3	0.616	n.s.
群内分散	$\sigma_e^2=46.89$			

表7.10　育児への不安の出現頻度（%）

	I	II	III	IV
LBWIの母親	33.3	42.9	50.0	57.1
NIの母親	50.0	61.3	52.6	64.3

表7.11　母親自身の体調への不安の分散分析表

変動因	SS	df	χ^2	
母親群の主効果	0.310	1	0.007	n.s.
ステージの主効果	48.260	3	1.029	n.s.
交互作用	266.111	3	5.675	n.s.
群内分散	$\sigma_e^2=46.89$			

表7.12　母親自身の体調への不安の出現頻度（%）

	I	II	III	IV
LBWIの母親	23.8	42.9	41.7	21.4
NIの母親	50.0	29.0	21.1	32.1

表7.13　母乳に関する不安の分散分析表

変動因	SS	df	χ^2	
母親群の主効果	9.607	1	0.205	n.s.
ステージの主効果	170.386	3	3.634	n.s.
交互作用	192.362	3	4.102	n.s.
群内分散	$\sigma_e^2=46.89$			

表7.14 母乳に関する不安の出現頻度（%）

	I	II	III	IV
LBWIの母親	23.8	7.1	25.0	21.4
NIの母親	18.8	19.4	26.3	3.6

表7.15 夫との関係性への不安の分散分析表

変動因	SS	df	χ^2	
母親群の主効果	39.637	1	0.845	n.s.
ステージの主効果	201.878	3	4.305	n.s.
交互作用	109.603	3	2.337	n.s.
群内分散	$\sigma_e^2 = 46.89$			

表7.16 夫との関係性への不安の出現頻度（%）

	I	II	III	IV
LBWIの母親	19.1	42.9	41.7	57.1
NIの母親	31.3	32.3	26.3	39.3

表7.17 分離不安の分散分析表

変動因	SS	df	χ^2	
母親群の主効果	1727.398	1	36.839	**
ステージの主効果	300.811	3	6.415	n.s.
交互作用	300.811	3	6.415	n.s.
群内分散	$\sigma_e^2 = 46.89$			

**$p<.01$

表7.18 分離不安の出現頻度（%）

	I	II	III	IV
LBWIの母親	9.5	21.4	58.3	14.3
NIの母親	0.0	0.0	0.0	0.0

MESCL ステージごとの不安特徴

表 7.19　LBWI の母親の MESCL ステージごとの特徴 (%)

	I	II	III	IV
a 児の状況	42.9	14.3	33.3	71.4
b 児の発達	100.0	64.3	83.3	71.4
c 育児	33.3	42.9	50.0	57.1
d 母親自身の体調	23.8	42.9	41.7	21.4
e 母乳	23.8	7.1	25.0	21.4
f 夫との関係性	19.1	42.9	41.7	57.1
g 分離	9.5	21.4	58.3	14.3
	b>a*, b>c* b>d*, b>e* b>f*, b>g*	b>e*		a>g*, b>g*

*$p<.05$

表 7.20　NI の母親の MESCL ステージごとの特徴 (%)

	I	II	III	IV
a 児の状況	18.8	22.6	15.8	14.3
b 児の発達	56.3	41.9	42.1	60.7
c 育児	50.0	61.3	52.6	64.3
d 母親自身の体調	50.0	29.0	21.1	32.1
e 母乳	18.8	19.4	26.3	3.6
f 夫との関係性	31.3	32.3	26.3	39.3
		c>a*, c>e*		b>e*, c>e*

*$p<.05$

参考・引用文献

Adewuya, A. O. & Afolabi, O. T. 2005 The course of anxiety and depressive symptoms in Nigerian postpartum women. *Archives of women's mental health*, 257-259.
Ament, L. A. 1990 Maternal tasks of the puerperium reidentified. *Journal of obstetric, gynecologic and neonatal nursing*, **19**, 330-335.
荒木佐代子 2005 知性化 乾 吉佑・氏原 寛・亀口憲治・成田善弘・東山紘久・山中康裕（共編）心理療法ハンドブック 創元社 p.543.
芦野勝枝 1998 保健所における母子保健活動について（第二報）―低出生体重児の育児不安の実態― 福井県立大学看護短期大学部論集, **8**, 21-27.
Bidder, R. T., Crowe, E. A. & Gray, O. P. 1974 Mothers' attitudes to preterm infants. *Archives of disease in childhood*, **49**, 766-770.
Blanchard, L. W., Blalock, S. J., DeVellis, R. F., Devellis, B. M. & Johnson, M. R. 1999 Social comparisons among mothers of premature and full-term infants. *Children's health care*, **28**, 329-348.
ブロッキントン, I.F. 岡野禎治（監訳）1999 母性とメンタルヘルス 日本評論社（Blockington, I. F. 1996 Motherhood and mental health. Oxford University Press.）
Blumberg, N. L. 1980 Effects of neonatal risk, maternal attitude, and cognitive style on early postpartum adjustment. *Journal of abnormal psychology*, **89**, 139-150.
ブラゼルトン, T.B.・ニュージェント, J.K. 穐山富太郎・大城昌平・川崎千里・鶴崎俊哉（訳）1998 ブラゼルトン新生児行動評価 第3版医歯薬出版株式会社（Brazelton, T. B. & Nugent, J. K. 1995 Neonatal behavioral assessment scale. (3rd ed.) Mac Keith Press.）
Brooten, D., Gennaro, S., Brown, L. P., Butts, P., Gibbons, A. L., Bakewell-Sachs, S. & Kumar, S. P. 1988 Anxiety, depression, and hostility in mothers of preterm infants. *Nursing research*, **37**, 213-216.
Brown, J. V., LaRossa, M. M., Aylward, G. P., Davis, D. J., Rutherford, P. K. & Bakeman, R. 1980 Nursery-based intervention with prematurely born babies and their mothers: are there effects? *The Journal of pediatrics*, **97**, 487-491.
Bull, M. J. 1981 Change in concerns of first-time mothers after one week at home. *Journal of obstetric, gynecologic, and neonatal nursing*, **10**, 391-394.
Casteel, J. K. 1990 Affects and cognitions of mothers and fathers of preterm infants. *Maternal-child nursing journal*, **19**, 211-220.
Choi, M. W. 1973 A comparison of maternal psychological reactions to premature and full-size newborns. *Maternal-child nursing journal*, **2**, 1-13.
Cobiella, C. W., Mabe, P. A. & Forehand, R. L. 1990 A comparison of two stress-reduction treatments for mothers of neonates hospitalized in a neonatal intensive care unit. *Children's*

health care, **19**, 93-100.
Cramer, B. 竹内 徹・柏木哲夫・横尾京子（訳）1985 未熟児の両親とのインタビュー クラウス・ケネル（編）親と子のきずな 第5章 未熟児や病気の子どもを持つ両親のケア 医学書院 Pp.261-268. (Klaus, M. H. & Kennell, J. H. (Eds) 1982 Parent-infant bonding Mosby Company)
Dobson, K. S. 1985 The relationship between anxiety and depression. *Clinical psychology review*, **5**, 307-324.
Doering, L. V., Moser, D. K. & Dracup, K. 2000 Correlates of anxiety, hostility, depression, and psychosocial adjustment in parents of NICU infants. *Neonatal network*, **19**, 15-23.
Engle, P. L., Scrimshaw, S. C. M., Zambrana, R. E. & Dunkel-Schetter, C. 1990 Prenatal and postnatal anxiety in Mexican women giving birth in Los Angeles. *Health psychology*, **9**, 285-299.
江藤宏美・大石和代・浦川君代・加藤奈智子・小橋川直美・赤星衣美・前田満喜子・浦川君代 1998 低出生体重児を出産した産婦の周産期の訴えに関する考察 長崎大学医療技術短期大学部紀要, **11**, 85-88.
藤本栄子 1990 極小未熟児を出産した母親の心理過程の分析 聖隷学園浜松衛生短期大学紀要, **13**, 100-111.
深津千賀子 1992 自我機能 氏原 寛・小川捷之・東山紘久・村瀬孝雄・山中康裕・山本 格（共編）心理臨床大事典 培風館 Pp.976-977.
深谷和子・田島満利子 1971 妊産婦の不安とその規定要因の分析――母性研究その2―― 教育相談研究（東京教育大学教育相談研究所）, **11**, 29-44.
二神かず子・荒井 静・芝 光美・井上 米・尾上純子・杉並 洋・中嶋 晃 1981 MAS（顕在性不安検査）による妊産褥婦の心理状態の追求（第2報）母性衛生, **22**, 71-76.
二木 武・川井 尚 1980 乳児の行動発達と保育看護 川島書店
Gennaro, S. 1988 Postpartal anxiety and depression in mothers of term and preterm infants. *Nursing research*, **37**, 82-85.
Gennaro, S., York, R. & Brooten, D. 1990 Anxiety and depression in mothers of low birthweight and very low birthweight infants: birth through 5 months. *Issues in comprehensive pediatric nursing*, **13**, 97-109.
Goldberg, S. 1978 Prematurity: effects on parent-infant interaction. *Journal of pediatric psychology*, **3**, 137-144.
Gruis, M. 1977 Beyond maternity: postpartum concerns of mothers. *The American journal of maternal child nursing*, **2**, 182-188.
花沢成一 1992 母性心理学 医学書院
Harrison, M. J. & Hicks, S. A. 1983 Postpartum concerns of mothers and their sources of help. *Canadian journal of public health*, **74**, 325-328.
橋本洋子 1997 親子（母子）関係の確立 小児看護, **20**, 1270-1276.

参考・引用文献

橋本洋子　2000　NICUとこころのケア　メディカ出版

橋本洋子　2005　NICUのケアにおける臨床心理士の役割と地位　日本未熟児新生児学会雑誌，**17**, 26-30.

Heron, J., O'Connor, T. G., Evans, J., Golding, J. & Glover, V. 2003 The course of anxiety and depression through pregnancy and the postpartum in a community sample. *Journal of affective disorders*, **80**, 65-73.

平林庸子・大橋春美・三井佳子・得能和美・中尾幸子・岩永信子・山田新尚　1996　産後1か月までの不安に関する実態調査　第2報―継続した妊産褥婦の保健指導を考える―　岐阜県母性衛生学会雑誌，**18**, 37-40.

平山　操　1990　褥婦が退院後抱える問題―電話相談の実態から―　東京女子医科大学看護短期大学研究紀要，**12**, 47-54.

蛭田由美・亀井睦子・西脇美春　1997　褥婦の出産体験の受け止め方と不安の変化　母性衛生，**38**, 303-311.

蛭田由美・亀井睦子・増子恵美　1999　産後の母親の不安の変化と要因（第2報）―苛立事尺度の結果から―　母性衛生，**40**, 332-339.

Hiser, P. L. 1987 Concerns of multiparas during the second postpartum week. *Journal of obstetric, gynecologic, and neonatal nursing*, **16**, 195-203.

Hiser, P. L. 1991 Maternal concerns during the early postpartum. *Journal of the American Academy of Nursing Practitioners*, **3**, 166-173.

本城秀次　1996　未熟児の気質について――文献的展望――　乳幼児医学・心理学研究，**5**, 45-58.

堀内　勁　2001　カンガルーケア　渡辺久子・橋本洋子（編）乳幼児精神保健の新しい風　別冊発達，**24**, ミネルヴァ書房　Pp.91-103.

今泉岳雄　1994　未熟児をもつ両親へのケア　*Perinatal Care*, **13**, 160-167.

稲葉佳江・丸山知子　1986　産褥期の母親の意識に関する調査研究　第2報　母親の心配および関心事項に影響する要因の検討　母性衛生，**27**, 739-743.

井出由美　2006　I新生児―先天異常　蛯名美智子・及川郁子（編著）　TACSシリーズ8小児看護学　建帛社　Pp.140-157.

井上美鈴　2000　周産期の母親の心理　第2報―本邦における褥婦の不安に関して　専修大学心理教育相談室年報，**6**, 45-50.

井上美鈴　2001　周産期の母親の心理　第3報―低出生体重児の母親に関して　専修大学心理教育相談室年報，**7**, 62-75.

井上美鈴　2004　乳幼児期の低出生体重児とその養育者の関係性　第2報―文献からみた母子相互作用の10年の動向―　専修大学心理教育相談室年報，**10**, 49-59.

井上美鈴　2005　愛着　乾　吉佑・氏原寛・亀口憲治・成田善弘・東山紘久・山中康裕（共編）　心理療法ハンドブック　創元社　p.496.

井上美鈴・乾　吉佑・佐藤弘之・田中大介・常見享久・飯倉洋治・竹内敏雄・前田光士　1999

低出生体重児とその母親の心理―プロスペクティブな観点から―　第35回日本新生児学会（高松），**35**, 289.(抄録)
井上美鈴・乾　吉佑・飯倉洋治　2000　臨床観察から客観的指標へ―低出生体重児の母親との面接から―　第19回日本心理臨床学会（京都），232.(抄録)
井上美鈴・乾　吉佑・竹内敏雄・飯倉洋治・前田光士　2002　低出生体重児とその母親の不安―客観的指標（母親の体験段階チェックリスト）による検討から―　日本新生児学会雑誌，**38**, 506-512.
乾　吉佑・井上美鈴・守屋明子・岡部祥平・竹内敏雄・飯倉洋治・前田光士　1999　低出生体重児とその母親の不安心理―正常成熟児の母親との比較から―　安田生命社会事業団研究助成論文集，**35**, 19-26.
板橋家頭夫・竹内敏雄・林　智靖・奥山和男・栗谷典量・大谷靖世　1994a　極小未熟児の生後の発育曲線に関する研究　厚生省心身障害研究班「ハイリスク児の総合的ケアシステムに関する研究」平成6年度研究報告書　53-54.
板橋家頭夫・竹内敏雄・林　智靖・奥山和男・栗谷典量・大谷靖世　1994b　日本人極小未熟児の発育曲線第1報：NICU入院中の発育　日本新生児学会雑誌，**30**, 166-174.
板橋家頭夫・竹内敏雄・林　智靖・奥山和男・栗谷典量・大谷靖世　1994c　日本人極小未熟児の発育曲線第2報：NICU退院後より5歳までの発育　日本新生児学会雑誌，**30**, 175-185.
伊藤範子・菅原徳子・米本行範・那須一郎・伊藤紀久子・村井憲男・仁平義明　1983　初産婦の育児自信の喪失　母性衛生，**24**, 68-72.
亀井睦子・増子恵美・蛭田由美　1999　産後の母親の不安の変化と要因（第1報）―STAIの結果から―　母性衛生，**40**, 325-331.
神谷育司　1994　低出生体重児の母子関係―その問題点と今後の課題について―　小児の精神と神経，**34**, 39-48.
狩野力八郎　2002　表象　小此木啓吾（編）　精神分析事典　岩崎学術出版社　Pp 413-416.
Kaplan, D. M. & Mason, E. A. 1960 Maternal reactions to premature birth viewed as an acute emotional disorder. *The American journal of orthopsychiatry*, **30**, 539-552.
川田清弥・川田洋一・亀谷由香・山内満智子・大貝悦子・小泉千賀子　1988　妊産褥婦の不安について　周産期医学，**18**, 151-156.
川田洋一・梶田恵子・清水一二美・川田清弥・久保信夫　1986　妊産婦の不安の評価　香川県立中央病院医学雑誌，**5**, 58-60.
川喜田二郎　1986　KJ法――混沌をして語らしめる　中央公論
川島洋子　1981　母親たちの不安　出産前後をめぐって　助産婦雑誌，**35**, 667-672.
クラウス，M.H.・ケネル，J.H. 竹内徹・柏木哲夫・横尾京子（訳）1985　親と子のきずな　医学書院（Klaus, M. H. & Kennell, J. H. 1982 Parent-infant bonding. 2nd ed. Mosby Company.)
郷久鉞二・明石英史・池川　洋・金上宣夫・杉山善郎　1972　妊産婦の心理学的研究（1）―

妊産婦の情動不安の特性と分娩，児に及ぼす影響について― 産婦人科治療，**24**, 341-346.
レボビッシ，S. 小此木啓吾（訳）1991 幻想的な相互作用と世代間伝達 精神分析研究，**34**, 285-292.（Lebovici, S. 1988 Fantasmatic interaciton and intergenerational transmission. *Infant mental health journal*, **9**, 10-19.）
Manassis, K., Bradley, S., Goldberg, S., Hood, J. & Swinson, R. P. 1994 Attachment in mothers with anxiety disorders and their children. *Journal of the American Academy of Child and Adolescent Psychiatry*, **33**, 1106-1113.
丸山知子・稲葉佳江 1986 産褥期の母親の意識に関する調査研究 第1報 母親の心配および関心事項についての検討 母性衛生，**27**, 711-719.
Mason, E. A. 1963 A method of predicting crisis outcome for mothers of premature babies. *Pubilic health reports*, **78**, 1031-1035.
Matthey, S., Barnett, B., Howie, P. & Kavanagh, D. J. 2003 Diagnosing postpartum depression in mothers and fathers: whatever happened to anxiety? *Journal of affective disorders*, **74**, 139-147.
McCluskey-Fawcett, K., O'Brien, M., Robinson, P. & Asay, J. H. 1992 Early transitions for the parents of premature infants : implications for intervention. *Infant mental health journal*, **13**, 147-156.
McGettigan, M.C., Greenspan, J.S., Antunes, M. J., Greenspan, D. I. & Rubenstein, S. D. 1994 Psychological aspects of parenting critically ill neonates. *Clinical pediatrics*, **33**, 77-82.
Mercer, R. T. 1981 The nurse and maternal tasks of early postpartum. *The American journal of maternal child nursing*, **6**, 341-345.
Meyer, E. C., Coll, C. T. G., Lester, B. M., Boukydis, C. F. Z., McDonough, S. M. & Oh, W. 1994 Family-based intervention improves maternal psychological well-being and feeding interaction of preterm infants. *Pediatrics*, **93**, 241-246.
Meyer, E. C., Coll, C. T. G., Seifer, R., Ramos, A., Kilis, E. & Oh, W. 1995 Psychological distress in mothers of preterm infants. *Journal of developmental and behavioral pediatrics*, **16**, 412-417.
水上明子・谷口まり子・馬場直美・加藤明子 1994 産後の母親の育児不安 熊本大学教育学部紀要，人文科学，**43**, 89-97.
水上明子・馬場直美・植田明美・富田朋子・福嶋昭子・松井和夫 1995 産後の母親の不安と育児状況―退院時と1ヶ月健診時の比較― 母性衛生，**36**, 97-102.
Minde, K. 2000a The assessment of infants and toddlers with medical conditions and their families. In WAIMH (Ed) Handbook of infant mental health vol **2**. Eealy intervention, evaluation, and assessment. Pp.83-117.
Minde, K. 2000b Prematurity and serious medical conditions in infancy: implications for development, behavior, and interaction. In Zeanah, C. H.(Ed) Handbook of infant mental health. 2nd ed. Pp 176-194.

Minde, K., Shosenberg, N., Marton, P., Thompson, J. Ripley, J. & Burns, S. 1980 Self-help groups in a premature nursery — a controlled evaluation. *The Journal of pediatrics*, **96**, 933-940.

Minde, K., Whitelaw, A., Brown, J. & Fitzhardinge, P. 1983 Effect of neonatal complications in premature infants on early parent infant interactions. *Developmental medicine and child neurology*, **25**, 763-777.

光本恵子・林　謙治　1985　褥婦の情動不安及び不定愁訴の出現状況——マタニティ・ブルーとの関連において——　母性衛生, **26**, 38-46.

宮崎文子・秋吉しおり・上田孝子・佐伯早苗・前田園美・山田昌枝　1986　母性ブルースの経日的変化からみた訪問指導の必要性と時期の検討　母性衛生, **27**, 151-158.

日本小児科学会・日本産科婦人科学会新生児関連用語に関する合同委員会　1994　新生児に関する用語についての勧告　日本新生児学会雑誌, **30**, 846-850.

日本小児科学会新生児委員会新生児医療調整小委員会　1996　わが国の主要医療施設におけるハイリスク新生児医療の現状（1996年1月）と新生児期死亡率（1995年1〜12月）　日本小児科学会雑誌, **100**, 1931-1938.

水口公信・下仲順子・中里克治　1991　日本版 STAI 状態・特性不安検査使用手引　三京房

森川浩子・出口洋二・日下幸則・竹内駿男・中永悠子・佐竹直子　2000　低出生体重児の養育に関する縦断研究　身体発育・精神運動発達と育児不安との関係　日本公衆衛生雑誌, **47**, 647-660.

Moss, J. R. 1981 Concerns of multiparas on the third postpartum day. *Journal of obstetric, gynecologic, and neonatal nursing*, **10**, 421-424.

武藤（松尾）久枝　1997　低出生体重児研究の現状と課題　発達障害研究, **19**, 135-145.

永田雅子・永井幸代・側島久典・斎藤久子　1997　NICU 入院児の母親への心理的アプローチ—極低出生体重児の母親の心理過程—　小児の精神と神経, **37**, 197-202.

Najman, J. M., Morrison, J., Williams, G., Andersen, M. & Keeping, J. D. 1991 The mental health of women 6 months after they give birth to an unwanted baby: a longitudinal study. *Social science & medicine*, **32**, 241-247.

中村裕美子・臼井キミカ・中田智子・津村寿子・小林美智子・中西真弓・安枝敦子・田辺浩子　1991　超未熟児の生活・社会問題からみた育児問題の課題　退院後のサポート実態　超未熟児の学齢期総合検診報告書　大阪府立母子保健総合医療センター編, 10-20.

南部春生　1994　経産婦のもつ育児不安　周産期医学, **24**, 618-623.

仁志田博司（編）1999　改訂版　超未熟児—超低出生体重児の管理指針　第2版　メジカルビュー社

岡部陽子・加藤純子・広明右子・大島まゆみ・高井なおみ・森崎恵子・得能和美・西川朱実・新畑マサ子・加藤一之　2000　低出生体重児を持つ母親の育児不安と支援に関する検討　北陸公衆衛生学会雑誌, **26**, 85-87.

大賀明子・山口由子・皆川恵美子・藤田八千代　1996　褥婦の不安変動—STAI を尺度とし

た不安水準の分娩1か月までの追跡— 日本助産学会誌, **10**, 46-55.

小此木啓吾 1979 対象喪失 中公新書

Parker, S. J., Zahr, L. K., Cole, J. G. & Brecht, M. 1992 Outcome after developmental intervention in the neonatal intensive care unit for mothers of preterm infants with low socioeconomic status. *The Journal of pediatrics*, **120**, 780-785.

Patteson, D. M. & Barnard, K. E. 1990 Parenting of low birth weight infants: a review of issues and interventions. *Infant mental health journal*, **11**, 37-56.

Pederson, D. R., Bento, S., Chance, G. W., Evans, B. & Fox, A. M. 1987 Maternal emotional responses to preterm birth. *The American journal of orthopsychiatry*, **57**, 15-21.

Preyde, M. & Ardal, F. 2003 Effectiveness of a parent "buddy" program for mothers of very preterm infants in a neonatal intensive care unit. *Canadian Medical Association journal*, **168**, 969-973.

Pridham, K. F., Hansen, M. F., Bradley, M. E. & Heighway, S. M. 1982 Issues of concern to mothers of new babies. *The Journal of family practice*, **14**, 1079-1085.

Prugh, D. G. 1953 Emotional problems of the premature infant's parents. *Nursing outlook*, **1**, 461-464.

Quadagno, D. M., Dixon, L. A., Denney, N. W. & Buck, H. W. 1986 Postpartum moods in men and women. *American journal of obstetric and gynecology*, **154**, 1018-1023.

Robson, K. M. & Kumar, R. 1980 Delayed onset of maternal affection after childbirth. *The British journal of psychiatry*, **8**, 13-25.

Roman, L. A., Lindsay, J. K., Boger, R. P., DeWys, M., Beaumont, E. J., Jones, A. S. & Haas, B. 1995 Parent-to-parent support initiated in the neonatal intensive care unit. *Research in nursing & health*, **18**, 385-394.

Rubin, R. 1961 Puerperal change. *Nursing outlook*, **9**, 753-755.

斉藤和恵・川上 義・前川喜平 2000 極低出生体重児の乳幼児期における発達的特徴と育児支援について—第2報— 小児保健研究, **59**, 688-696.

サモンズ, W. A. H.・ルイス, J. M. 小林 登・竹内 徹 (監訳) 1990 未熟児—その異なった出発 医学書院 (Sammons, W. A. H. & Lewis, J. M. 1985 Premature babies ; a different beginning. St, Louis : Mosby Company.)

Sarason, I. G. 1984 Stress, anxiety, and cognitive interference: reactions to tests. *Journal of personality and social psychology*, **46**, 929-938.

笹本優佳・橋本洋子・正木 宏・堀内 勁 1998 カンガルーケアが早産の母子の行動, 関係性発達におよぼす効果について 小児保健研究, **57**, 809-816.

佐藤香代・佐藤真紀・上田加奈美・中馬由美・吉谷文絵・角野久美子・大山敦子 1993 産後1か月の褥婦の実態調査 (第2報) —継続した妊産褥婦の健康教育を考える— 母性衛生, **34**, 116-122.

佐藤祥子・片岡千雅子・佐藤喜根子・原由紀子・佐川淳子・嶋森真由美 1996 妊産褥婦に

おける不安の変化—STAIを使用して— 東北大学医療技術短期大学部紀要, **5**, 115-120.
Seashore, M. J., Leifer, A. D., Barnett, C. R. & Leiderman, P. H. 1973 The effects of denial of early mother-infant interaction on maternal self-confidence. *Journal of personality and social psychology*, **26**, 369-378.
清水將之（編）1994 不安の臨床 金剛出版
新谷幸弘・常石秀市・高田 哲・中村 肇 1996 低出生体重児の長期予後 周産期医学, **26**, 566-568.
Singer, L. T., Davillier, M., Preuss, L., Szekely, L., Hawkins, S., Yamashita, T. & Baley, J. 1996 Feeding interactions in infants with very low birth weight and bronchopulmonary dysplasia. *Journal of developmental and behavioral pediatrics*, **17**, 69-76.
Singer, L. T., Salvator, A., Guo, S., Collin, M., Lilien, L. & Baley, J. 1999 Maternal psychological distress and parenting stress after the birth of a very low-birth-weight infant. *the journal of the American Medical Association*, **281**, 799-805.
Singer, L. T., Fulton, S., Davillier, M., Koshy, D., Salvator, A. & Baley, J. E. 2003 Effects of infant risk status and maternal psychological distress on maternal-infant interactions during the first year of life. *Journal of developmental and behavioral pediatrics*, **24**, 233-241.
Skari, H., Skreden, M., Malt, U. F., Dalholt, M., Ostensen, A. B., Egeland, T. & Emblem, R. 2002 Comparative levels of psychological distress, stress symptoms, depression and anxiety after childbirth—a prospective population-based study of mothers and fathers. *BJOG: an international journal of obstetrics and gynaecology*, **109**, 1154-1163.
Smith, M. P. 1989 Postnatal concerns of mothers: an update. *Midwifery*, **5**, 182-188.
Smith, N., Schwartz, J. R., Mandell, W., Silberstein, R. M., Dalack, J. D. & Sacks, S. 1969 Mothers' psychological reactions to premature and full-size newborns. *Archives of general psychiatry*, **21**, 177-181.
スターン, D. N. 馬場禮子・青木紀久代（訳）2000 親-乳幼児心理療法 母性のコンステレーション 岩崎学術出版社 (Stern, D. N. 1995 The motherhood constellation: a unified view of parent-infant psychotherapy. New York: Basic Books.)
Szajnberg, N., Ward, M. J., Krauss, A. & Kessler, D. B. 1987 Low birth-weight prematures: preventive intervention and maternal attitude. *Child psychiatry and human development*, **17**, 152-165.
田中大介・板橋家頭夫 1996 未熟児の特徴とかかりやすい疾患 へるす出版, **19**, 304-309.
Taylor, J. A., 阿部満州・高石 昇 1985 MAS使用手引き 三京房
Trause, M. A. & Kramer, L. I. 1983 The effects of premature birth on parents and their relationship. *Developmental medicine and child neurology*, **25**, 459-465.
対馬 忠・辻岡美延・対馬ゆき子 1961 C.A.S不安診断検査解説書 東京心理株式会社
氏家達夫 1990 ハイリスク児の発達と母子関係 発達の心理学と医学, **1**, 67-77.
渡辺久子 1993 愛着と周産期 周産期医学, **23**, 1445-1448.

渡辺　勉　1993　産褥期感情障害に関する心理統計学的研究Ⅰ──いわゆるマタニティ・ブルーのピーク現象について──　聖マリアンナ医科大学雑誌, **21**, 671-678.

Wenzel, A. 2001 The postpartum worry scale. *unpublished document, University of North Dakota.*(Wenzel et al. (2003) より引用)

Wenzel, A., Haugen, E. N., Jackson, L. C. & Robinson, K. 2003 Prevalence of generalized anxiety an eight weeks postpartum. *Archives of women's mental health*, **6**, 43-49.

Widmayer, S. & Field, T. 1981 Effect of Brazelton demostrations for mothers on the development of preterm infants. *Pediatrics*, **67**, 711-714.

Wijnroks, L. 1999 Maternal recollected anxiety and mother-infant interaction in preterm infants. *Infant mental health journal*, **20**, 393-409.

山内逸郎　1986　新生児　岩波書店

山内逸郎　1992　未熟児　岩波書店

横尾京子　1994　親や家族に対するケア　小沢美智子・片田範子（編）標準看護学講座**29**巻　小児看護学　第2版　金剛出版　Pp.351-355.

横尾京子・内田昌江　1983　極小未熟児の母親の心理的・情動的変化──院内出生，院外出生別による──　母性衛生, **24**, 243-247.

吉田弘道・山中龍宏・巷野悟郎・太田百合子・中村　孝・山口規容子・牛島廣治　1999　育児スクリーニング尺度の作成に関する研究─1・2か月児の母親用試作モデルの検討─　小児保健研究, **58**, 697-704.

Zahr, L. K., Parker, S. & Cole, J. 1992 Comparing the effects of neonatal intensive care unit intervention on premature infants at different weights. *Journal of developmental and behavioral pediatrics*, **13**, 165-172.

Zelkowitz, P., Bardin, C. L. & Papageorgiou, A. 2000 Medical and psychological factors related to parental behavior with very low birth weight infants. *Pediatric Research*, **47**, 36 A.(Abstract)

おわりに

　本書は，私が2005年に専修大学に提出した博士論文「低出生体重児の母親に関する臨床心理学的研究」に多少の加筆修正を加えて刊行されたものです[*37]。刊行にあたり，専修大学の課程博士論文刊行助成制度による助成を受けました。

　さて，本書の主題であるNICUでの母親支援は，通常の個人心理療法とは異なる治療構造の中で，LBWIの母親をどのように理解し，支え，また心理臨床家としていかにあるべきかという点で，私にとって，戸惑い模索しながらの心理臨床活動であったといえます。その模索しながらの中で，専修大学文学部教授の乾吉佑先生には，細かくご指導，ご助言をいただき，研究者としての私だけでなく，臨床家としての私も育てて下さったように思います。ところで，NICUでLBWIの母親を支えていくためには，心理臨床家は特にbeingという姿勢が重要であると言われています。この心理臨床家のbeingの姿勢を支えるものの1つが，本書の主題でもある母親を理解すること，見立てることだと考えられます。すなわち，母親の心理を力動的に理解する心理臨床家の臨床力が，母親を支える臨床家の機能に繋がっていると考えています。振り返ってみると，本書は，母親の理解を深め，支援に活かすという意味で，初期の私の心理臨床家としての戸惑いを少しでも解決するために生み出されたように思います。なお，本書では，NICUの治療構造についてまでは言及することができませんでしたが，NICUの中でどのような治療関係様式を設定していくかを考えることは，支援を行う上で非常に重要な視点だと考えています。

　最後になりましたが，本書の基となった博士論文は，乾吉佑先生，藤岡新治先生（専修大学文学部教授），吉田弘道先生（専修大学文学部教授）に審査の労をお取りいただきました。また，下斗米淳先生（専修大学文学部教授）には，当初から研究の視点・統計解析方法など細かくご指導いただきました。さら

[*37] 本書の一部は，平成11年度安田生命事業団研究助成金の援助を受けています。

に，昭和大学小児科の今は亡き飯倉洋治教授には，病院における臨床を教えていただき，本研究についてアドバイスをいただきました。NICUの先生方や看護師の皆様には，私の研究についてご理解いただき，日々の臨床も支えていただきました。そして，出産後の大変な時期に多くのお母様方にご協力いただきました。

　ここに感謝の辞を申し上げて，本書の締めくくりとします。

　皆様本当にどうもありがとうございました。

2006年10月10日
井上美鈴

著者紹介

井上　美鈴（いのうえ　みすず）

1973年　秋田県能代市に生まれる
1997年　東京都立大学人文学部心理・教育学科心理学専攻卒業
1999年　専修大学大学院文学研究科心理学専攻修士課程修了
2005年　専修大学大学院文学研究科心理学専攻博士後期課程単位取得退学
2006年　博士（心理学）取得

主な論文　「低出生体重児とその母親の不安―客観的指標（母親の体験段階チェックリスト）による検討から―」（日本新生児学会雑誌　2002年38巻），「乳幼児－養育者の関係性の総合的評価法について」（児童青年精神医学とその近接領域　2003年44巻）

低出生体重児の母親に関する臨床心理学的研究

2007年2月28日　第1版第1刷

著　者　井上　美鈴
発行者　原田　敏行
発行所　専修大学出版局
　　　　〒101-0051　東京都千代田区神田神保町3-8-3
　　　　　　　　　　㈱専大センチュリー内
　　　　電話　03-3263-4230㈹
印　刷
製　本　株式会社加藤文明社

Ⓒ Misuzu Inoue　2007　Printed in Japan
ISBN 978-4-88125-192-8